U0275981

深呼吸

菠 | 萝 | 解 | 密 | 肺 | 癌

李治中　著

清華大学出版社
北 京

图书在版编目（CIP）数据

深呼吸：菠萝解密肺癌 / 李治中著. — 北京：清华大学出版社，2018（2024.5重印）
ISBN 978-7-302-50924-0

Ⅰ.①深… Ⅱ.①李… Ⅲ.①肺癌—防治—普及读物 Ⅳ.①R734.2-49

中国版本图书馆CIP数据核字（2018）第185272号

责任编辑：胡洪涛　王　华
封面设计：于　芳
责任校对：刘玉霞
责任印制：丛怀宇

出版发行：清华大学出版社
　　　　　网　　　址：https://www.tup.com.cn，https://www.wqxuetang.com
　　　　　地　　　址：北京清华大学学研大厦A座　　邮　　编：100084
　　　　　社 总 机：010-83470000　　　　　　　　邮　　购：010-62786544
　　　　　投稿与读者服务：010-62776969, c-service@tup.tsinghua.edu.cn
　　　　　质量反馈：010-62772015, zhiliang@tup.tsinghua.edu.cn
印 装 者：小森印刷（北京）有限公司
经　　销：全国新华书店
开　　本：165mm×235mm　　印　　张：11.75　　字　　数：195千字
版　　次：2018年9月第1版　　　　　　　　印　　次：2024年5月第9次印刷
定　　价：45.00元

产品编号：080809-01

序　一

近十年来，肺癌的诊治技术有了飞速发展。我们欣喜地发现，随着肺癌筛查技术的提高，越来越多的早期肺癌被发现，从而获得了早诊早治的机会；随着肺癌治疗手段日新月异，晚期患者的生存期正在逐渐延长，生活质量不断提高，带癌生存超过 5 年、10 年的患者越来越多。如何为肺癌患者及家属提供兼具通俗性、系统性、权威性，且能与日俱新的疾病知识，对我们来说确实是一项不小的挑战。

肺癌诊疗技术快速迭代，以美国国家综合癌症网络（NCCN）指南的更新为例，以前是每年只更新一版或者两版，而如今，一年内更新五六版，甚至每两个月就更新一次。在此环境下，患者对于疾病科普知识的需求发生了极大的变化，要求也越来越高。

肺癌诊治的专业书籍并不少，但对于绝大多数患者，专业术语晦涩难懂，如果没有医学专业基础很难理解。做患者教育和科普活动，尤其是针对患者的科普，用患者听得懂的方式，一定要深入浅出，尤其是让一些不懂专业背景的家属能理解专业的医学内容。

患者的心理疏导对临床治疗效果影响深远，从患者初诊、确诊、治疗到日常护理的过程中，心理调适都发挥着关键作用。心理支持不容忽视，提升患者和家属对于心理干预的重视，将疾病科普、心理支持作为辅助临床治疗的手段，可以帮助医生有效地提高患者的治疗效果。

菠萝先生一直致力于肿瘤科普知识推广，在网络上已有众多粉丝，相信他的这本介绍肺癌诊治的科普著作，对于提升肺癌患者对肺癌规范化诊疗的认知，帮助肺癌患者树立科学治癌、乐观抗癌的观念，帮助肺癌患者建立战胜疾病的信心有重要的价值，值得一读。

中国抗癌协会肺癌专业委员会主任委员

上海市肺部肿瘤临床医学中心主任

陆　舜

2018 年 6 月

序 二

我们身处一个科学技术高速发展的时代。科普教育能够打开认知世界的大门，增强人们对新事物的理解能力，对我们每个人，都有重要的意义。

科技发展促进了医疗健康技术的日新月异，有很多过去被认为是绝症的病已经被攻克，可很多人的健康知识没有及时更新。同时，随着社交平台和自媒体的兴起，公众接触到的很多"主流"医疗科普信息都出自非医疗从业者，虽可读性强，但科学性差。虚假医疗广告、微信朋友圈有关健康的谣言层出不穷，老百姓无法有效地分辨虚假信息，屡屡受骗。

我认为，医疗科普要抓眼球，更要精准与权威。只有负责任的科普，才能捍卫真理，终结谣言。

菠萝是我的清华学弟，也是美国杜克大学癌症生物学博士，曾在跨国顶尖制药公司担任癌症新药开发部实验室负责人。他热爱科普、科研工作和公益事业，曾经写过两本畅销科普书——《癌症·真相：医生也在读》《癌症·新知：科学终结恐慌》，获得了很多行业奖项，也切实地帮助到很多人。今天，我很高兴地把他的第三本书《深呼吸：菠萝解密肺癌》推荐给大家，相信这本书和前两本书一样，通过提供严谨而又有温度、有趣味、可读性强的医疗科学知识，为癌症患者和家属赋能，让治疗过程更轻松，为经历苦痛的生命带来蓬勃的希望。

北极光创投创始人、董事总经理

邓　锋

2018 年 7 月

前　言

很多人都知道，无论男女，肺癌都是癌症中的第一杀手。

但很多人不知道，肺癌，也是治疗手段变化最多、最快的肿瘤类型之一。最近几年，肺癌新药不断涌现，治疗方案也发生了很大的变化，除了手术、放疗、化疗传统治疗手段以外，靶向药物和免疫药物也成为医生的新武器。

对于晚期肺癌，我们的目标是延长患者寿命，尤其是高质量的寿命。而对于早期肺癌，我们的目标就两个字：治愈！

要达到这个目标，科学家、医生和患者需要大力配合。对于患者和家属，确诊后积极地学习肺癌的科学知识和了解真相很重要。这可以避免恐慌，避免被骗子忽悠走弯路，可以更有效地和医生沟通，找到最佳方案。

新技术的快速发展，很容易导致前沿资讯滞后、理论知识囫囵吞枣、沟通信息不对称等问题的出现，因此，患者和家属充分了解关于肺癌的基础知识非常重要。

- 为什么要做基因检测？
- 为什么同样得了肺癌，他 / 她却能活超过 10 年？
- 怎样能延缓耐药？耐药就没救了吗？
- 治疗过程中的副作用如何应对？
- 脑转移患者该如何选择治疗方案？

……

当生活中遇上"肺癌"这个倒霉鬼，问号脸无疑持续贯穿在确诊、治疗以及恢复的过程中。即使有着互联网的各种百科，有着"万能"的朋友圈，但总是无法判断什么信息才是靠谱的。而医生时间又十分紧张，面对各种关于肺癌的疑问，身边还是缺了一个可以系统补课的机会。

　　为此，菠萝和朋友们专门为肺癌患者量身打造了这本科普书《深呼吸：菠萝解密肺癌》，希望能帮助大家系统性了解肺癌的点点滴滴，更有效地和医生沟通，更成功地对抗这个顽疾。

　　对了，这本书还有音频版，扫描各章节的二维码就能听到菠萝亲自录制的音频节目。

　　在肺癌面前，知识是最强大的力量和安慰。我愿尽己所能，为大家讲解那些充满距离感的专业术语和治疗方案，用声音伴随患者每一步，带给大家更多希望。

　　致敬生命！

目　录

基础篇

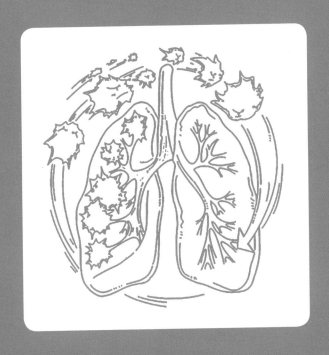

肺癌的发生

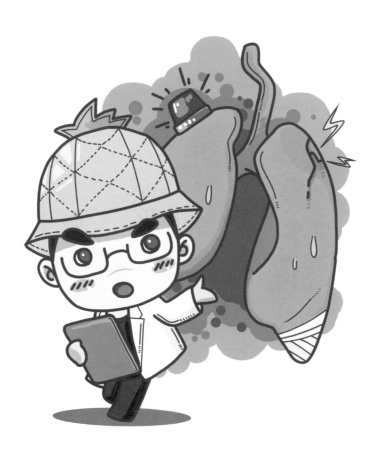

（一）

咱们的旅程，从了解肺部开始。

大家都知道肺的大概样子：胸腔内两个呈海绵状的器官。很多人不知道，右侧肺由三片肺叶组成，而左侧只有两片。为啥呢？目前普遍认为这是为了给左侧胸腔里的"邻居"——心脏腾点儿位置，大家一起好好过（图1）。

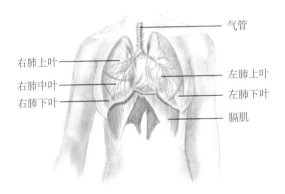

图 1　肺部示意图

在肺的下面，有一层薄薄的肌肉叫膈肌。它将胸腔和腹部隔开，人呼吸时膈肌上下移动，像气泵一样让空气在肺里进进出出。

吸入氧气和排出二氧化碳，是肺部的主要功能。空气通过气管到达肺部，在末端微小的肺泡里进行气体交换，氧气从肺泡进入血液。与此同时，血液中的二氧化碳进入肺泡，通过呼气被排出体外。

顾名思义，肺癌就是指肺部癌细胞的失控生长。

肺癌，通常是从主支气管和肺部的内壁细胞开始的。这些癌细胞不具备正常细胞的功能，不能协助氧气和二氧化碳的交换。当它们快速生长时，就会形成肿瘤，并干扰肺部功能，尤其是向全身供氧的功能。

这就是为什么肺癌患者早期就会出现咳嗽、气短、胸痛等症状。

（二）

肺癌是怎么来的呢？

从正常细胞变成癌细胞，至少需要两个因素：①发生基因突变；②逃脱免疫系统监管。

肺癌也是如此。

什么是基因突变呢？

人体在生长，而且无时无刻都有细胞衰老并死亡。这就要求持续有新的细胞出现，而这是靠细胞分裂完成的。

我们体内每个细胞都有 DNA，当细胞生长，分裂成两个细胞时，其 DNA 会被精确复制。每个细胞有 30 亿对 DNA 碱基，就像一本 30 亿字组成的"生命之书"，里面详细记载了正常细胞应该怎么工作，怎么与其他细胞通力合作、和谐共处。

癌细胞的出现，通常始于细胞中 DNA 出现错误，这就叫基因突变。由于"生命之书"里面的内容发生了变化，因此癌细胞不再遵守规矩，造成了各种问题。

DNA 的突变积累，有时来源于细胞正常老化，在细胞每次的分裂和 DNA 复制中随机出现，但很多时候，它是由环境因素造成的，包括吸烟、吸二手烟、室内外空气污染、放射性气体（比如氡气）等，都可能诱导并加速 DNA 突变。

肺癌发生不是在一夜之间，而是经过一个漫长过程，通常要 15~30 年，其中一个重要原因，就是它需要不止一个突变，而是一系列重要突变。

正常细胞获得一个突变后，通常仍能行使一定的正常功能。这样的细胞我们称为肺癌前体细胞。这些前体细胞不算癌细胞，但有时会过度生长，成为良性结节或者肿瘤。

如果通过筛查、体检，发现了它们，并手术切除或放疗消除，则完全可以治愈。

但如果浑然不觉，那么当有基因突变的肺癌前体细胞继续分裂时，黑暗力量就会开始积蓄。一个有突变 A 的细胞，通过分裂，可以把突变 A 传递给两个新的细胞，同时这两个细胞可能新出现突变 B，进一步恶化……

如此反复，细胞积累的突变越来越多，"生命之书"变化越来越大，细胞越

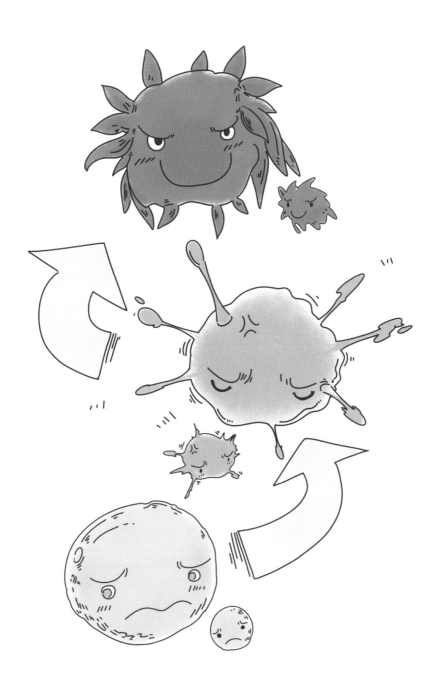

癌细胞是基因突变积累的产物

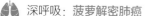
来越丧失原有功能，最终变成了自私自利、不顾人体死活的癌细胞。

（三）

最后澄清两个常见问题。

首先，肺部的良性结节和恶性肺癌有啥区别？

如果永远只在一个地方趴窝，不乱跑，那么即使细胞有突变，生长快，依然是良性肿瘤。相反，如果肿瘤细胞离开最初的"原发灶"，侵入周围组织，或者转移到更远的地方继续生长，那就成了恶性癌细胞。新的生长部位被称为"转移灶"。如果被诊断为晚期肺癌，就意味着癌细胞已经转移。

其次，从严格意义上来讲，肺部的癌症有两种，一种叫原发性肺癌，一种叫继发性肺癌。这两个有啥区别？

区分它们很简单。

原发性肺癌就是起源于肺部，由肺部的正常细胞突变而产生。我们通常说肺癌，就是指原发性肺癌。如果是其他来源的癌细胞转移到肺部，就被称为继发性肺癌。比如，乳腺癌细胞转移到肺部产生的肿瘤。

之所以要区分原发和继发，是因为它们的治疗方式完全不同。对于乳腺癌转移到肺部的继发性肺癌，由于它的本质依然是乳腺癌，因此使用的治疗方案是针对乳腺癌，而不是肺癌的。

是不是还挺清楚的呢？

小结
- 正常肺部细胞变成癌细胞至少需要两个因素：①发生基因突变；②逃脱免疫系统监管。
- 良性和恶性肿瘤的区别，在于细胞是否离开原发部位，侵犯周围组织和淋巴结，甚至跑到其他远端器官。
- 如果是乳腺癌细胞转移到肺部，则应该继续按照乳腺癌治疗。

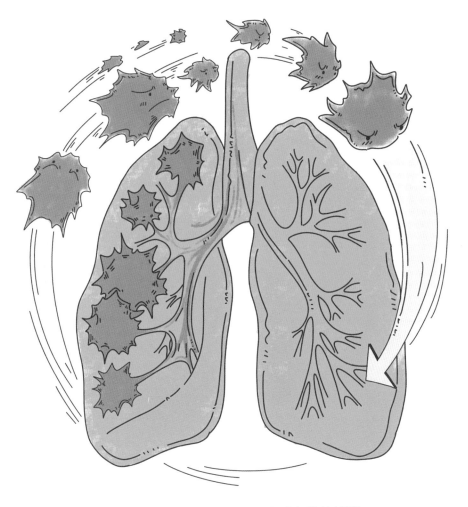

继发性肺癌是来自其他组织癌细胞的转移

风险因素的谣言和真相

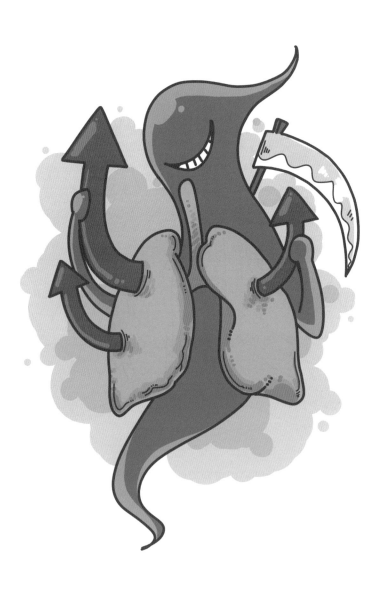

现在，我们来破除 10 个关于肺癌的谣言。

1. 谣言：雾霾是目前中国肺癌高发的主要原因。

真相：空气污染，包括雾霾毫无疑问是肺癌风险因素，必须要治理。但由于肺癌发生平均需要 20 多年，因此目前肺癌高发，不可能是最近几年的雾霾造成的。如果说雾霾导致癌症，则一定会在 20 年后才爆发。目前中国肺癌发病率高的主要原因很简单，就是吸烟。中国人口占世界人口 1/5，但肺癌患者数占全球肺癌患者数的 1/3。为什么？因为中国吸烟人数占了全世界的 1/3。

2. 谣言：酸性体质导致癌症，包括肺癌。

真相：关于癌症的谣言中，"酸性体质致癌"是最离谱，但又传播最广的谣言。酸性体质学说特别符合人的直觉，但其实只要抛弃直觉，而稍微去学习一点生物学或者医学知识，就知道根本讲不通。大家可以看看自己最近体检中的血液检查报告，会发现根本就没有血液 pH 值这一项，为啥呢？因为所有人的血液都是略微偏碱的，严格控制在 7.35~7.45，根本不需要测。如果血液真正酸了，人早就驾鹤西去了，根本等不到得癌症。想靠吃东西影响血液 pH 值简直是痴人说梦。我们鼓励大家吃绿叶菜，它对健康当然是有益的，但绝对不是因为它能改变身体的酸碱度。

3. 谣言：不吸烟就不得肺癌。

真相：毫无疑问，吸烟，包括二手烟是肺癌最主要的风险因素，但还有其他的原因。对于中国很多不吸烟的女性而言，厨房油烟、固体燃料（煤球、柴火等）是导致肺癌的主要风险因素。在美国，除了吸烟，肺癌的第二大风险因素是氡，一种无色无味的放射性气体。它通常天然存在于岩石和土壤中，可能由于各种原因被释放到家中。如果担心，大家可以找相关机构，测试家里或者办公室氡气是否超标。

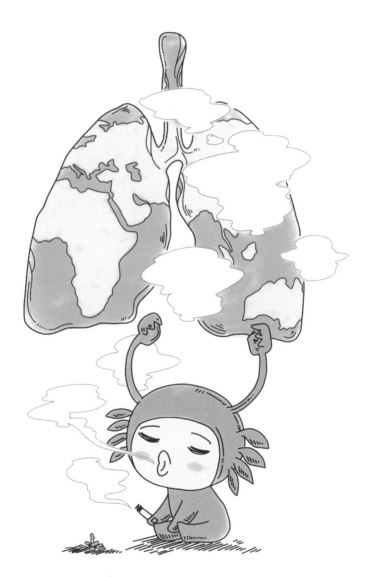

吸烟是肺癌的第一大风险因素

4. 谣言：“淡味”和“低焦油”香烟更安全。

真相：它们的风险和普通香烟一样高！“淡味”和“低焦油”只是商家炒作的卖点，这种香烟其实并不比普通卷烟危害小。还有些香烟中添加了薄荷醇，让人感觉清凉舒服、感觉非常健康。但其实有研究发现，薄荷醇香烟可能更加危险，一方面是清凉的感觉会让人吸烟雾的时候更多更深，另一方面会导致更强的依赖性，更难戒烟。

5. 谣言：雪茄不像香烟，并不致癌。

真相：与香烟一样，雪茄会增加罹患肺癌、口腔癌、食管癌、头颈癌等各类癌症的风险。同时，与香烟一样，它会让人更容易患心血管疾病和各种肺部疾病。所以，雪茄也别抽。

6. 谣言：抗氧化保健品可以防癌抗癌。

真相：很多人迷信抗氧化剂，但其实没有证据表明在正常饮食之外，过量补充抗氧化保健品能防癌。相反，有研究发现大量使用某些抗氧化保健品，比如大量 β - 胡萝卜素，反而会让吸烟者患肺癌的风险更高。因此，补充任何保健品之前，都应先咨询医生。坊间秘方是靠不住的。

7. 谣言：超级食物可以清肺防癌。

真相：很多人总是希望能一边抽烟，一边防癌。因此，红薯、蓝莓、西兰花、大蒜，甚至癞蛤蟆、蒲公英、土豆汁，无数食物被人们寄予厚望。尽管网上无数人都号称这种或那种食物可以防癌抗癌，但是实际上，这些宣称不过是商业销售手段而已，一点科学依据都没有。多吃水果蔬菜是大有裨益的，但是指望吃特定的某种蔬菜能防癌完全是自欺欺人。

8. 谣言：如果曾经吸烟，做啥都无法降低肺癌发生率。

真相：事实上，即使曾经吸烟，只要长期坚持健康的生活方式，例如多运动、保持健康体重以及不饮酒，依然能显著降低癌症发病率。有研究表明，保持规律

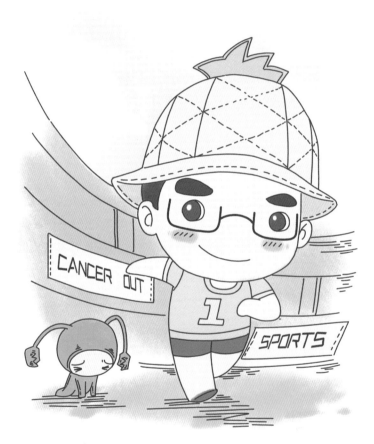

规律运动能降低十多种癌症的发病率

运动习惯的人患肺癌的概率较低，即使烟民也一样。无须剧烈运动，只要保持每周几个小时中等强度运动就好。运动不仅是防癌抗癌利器，还有助于提高整体肺部功能，同时预防心脏病、卒中和其他严重疾病。如果室外空气污染严重，那就做一些室内的运动。

9. 谣言：如果是老烟民，即便戒烟也晚了，无济于事。

真相：无论吸烟多久，戒烟的益处都几乎是立竿见影的。肺可以更好地工作，功能立刻可以得到改善。同时，肺癌风险会随着戒烟时间推移而降低。研究表明，即使老烟民，戒烟 10 年后，得肺癌的可能性依然会下降 50% 以上。

10. 谣言：如果已经得了肺癌，戒烟是没有意义的。

真相：绝大多数患者生病后第一时间就戒烟了，但依然有个别人比较顽固。为什么推荐患者戒烟？因为如果停止吸烟，治疗效果会更好，不良反应也能减轻。比如，对于早期肺癌，戒烟的人手术治愈率比吸烟人高。如果喉部需要放疗，那戒烟的患者，喉咙更不易嘶哑。还有很重要的一点，戒烟能降低二次肿瘤的发生。谁都不希望治好一个肿瘤，又来下一个吧。

总而言之，90% 的肺癌都和吸烟有关，只要戒烟，保持健康生活习惯，肺癌发病风险就会大幅下降。无论对任何人，都是如此。

小结

- 如果没有香烟，肺癌会是一种罕见肿瘤。老烟民戒烟依然能降低癌症发病率。
- 没有任何一种超级食物被科学证明能防癌，关键在于均衡饮食和规律锻炼。
- "淡味"和"低焦油"香烟的危害和普通香烟没有本质区别。

多少烟民会得肺癌？

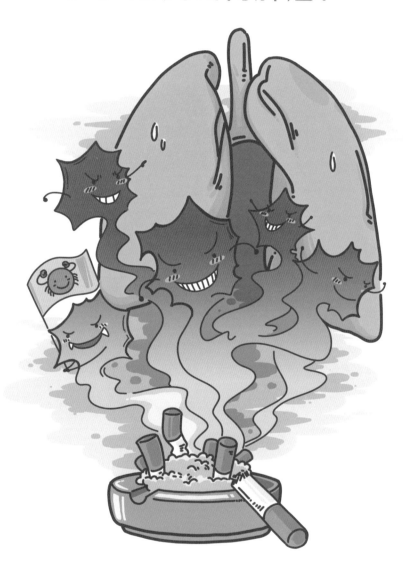

吸烟和肺癌的关系非常明确。90%的肺癌都和吸烟有关,如果没有香烟,肺癌会是一种罕见癌症。但有个问题困扰着很多人:100个烟民里,到底多少人会得肺癌?多少人会死于吸烟?

是1%、10%还是50%?

这个答案很重要,因为每个烟民都会用一句话安慰自己:"某某抽了一辈子烟,活到90多岁!"虽然吸烟有害,但如果吸烟中招比例很低,劝人戒烟是不是没有必要?

今天,菠萝就给大家解答这个问题。

(一)

关于吸烟和戒烟对肺癌发生率的影响,欧洲研究最多,而且几篇论文结论都类似。

2004年,著名的《英国癌症杂志》发表了经典论文,详细统计了英国等欧洲国家不同群体男性的肺癌死亡率。结果如何?看图2就知道了。

总结几篇文章,几个结论非常清楚:

不吸烟的人,75岁死于肺癌概率只有0.3%,而一直吸烟的人平均概率是16%,超过50倍。

如果每天吸烟超过5支,75岁死于肺癌概率为25%。

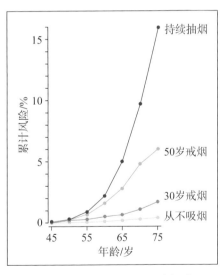

图2 不同人群死于肺癌概率

戒烟越早,效果越好。30岁左右戒烟,死于肺癌概率不到2%,即使50岁戒烟,概率也不到6%。

所以，回答最开始的问题：一辈子吸烟的人，多少会死于肺癌？

答案是：6 个吸烟的人里面会有 1 位 75 岁之前就死于肺癌，如果范围缩小到每天吸烟量超过 5 支的群体，那么 4 个人里，会有 1 位死于肺癌。

所以，很多吸烟的人没有死于肺癌，是很正常的。

坦白说，赌吸烟会不会得肺癌就像玩俄罗斯轮盘赌，6 个孔里有一颗或两颗子弹。确实很多人不中枪，但你敢扣动扳机吗？

我之所以不停宣传戒烟，是因为几乎每天都会看到下面这样的悲剧。

 菠萝，打扰了，我叔叔才55岁，最近突然被查出小细胞肺癌晚期，广泛转移了。医生说只能化疗，还有别的办法么？谢谢！

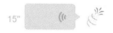

 嗯，抽了30多年，一直戒不掉。现在家人都崩溃了，他自己也很后悔，孩子刚大学毕业。

除了一声长叹，我不知道说什么好。

戒烟很难，但所有得肺癌的人，都成功戒了。可惜，这时通常已经太晚了。

（二）

如果不怕 16%~25% 的肺癌概率，是不是就随便吸烟呢？

当然不是！

因为肺癌只是吸烟导致人死亡的一小部分原因。

美国科学家研究发现，吸烟致死原因里，只有不到 1/3 是由于肺癌，与肺癌同样高比例的，还有心脑血管疾病，包括缺血性心脏病、卒中等，除此之外还有肺部疾病，尤其是慢性阻塞性肺疾病（图 3）。

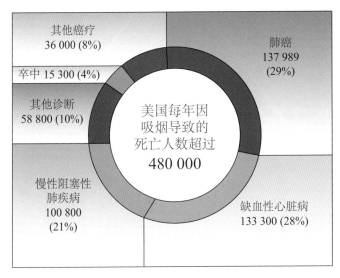

图 3　美国每年因吸烟导致疾病死亡比例

粗略换算一下。

刚才说吸烟多的人，有 25% 概率死于吸烟导致的肺癌。按照这个比例，这些人会有 28% 概率死于心血管疾病，18% 概率死于肺部疾病，7% 概率死于吸烟导致的其他癌症，9% 概率死于吸烟导致的其他疾病。

香烟被誉为"人类有史以来杀人最多的毒品"，并非浪得虚名。

这是 75 岁的概率，再早点，比如 65 岁呢？

查查数据就知道，烟民有 35% 的概率，在 65 岁会死于吸烟带来的各种疾病。也就是说，虽然现在人均寿命已经接近 80 岁，但一辈子吸烟的人，1/3 活不过 65 岁。

吸烟让人平均少活 12 年！资深烟民帮社会节约了大量医保，这算是对社会的贡献吗？

记住：

1. 吸一辈子烟，不得肺癌的幸运者很多，但能不死在它手上的人很少！
2. 所有得肺癌的人都戒烟成功了，但你不用等到那一天！

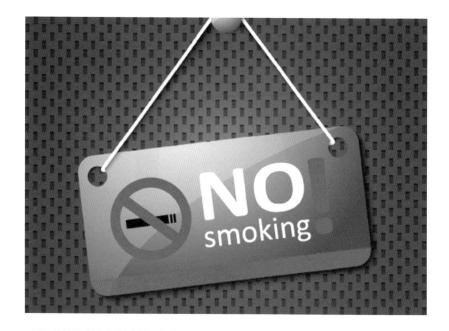

小结

- 不吸烟的人 75 岁死于肺癌概率为 0.3%，吸烟人的概率为 16%，高 50 倍。
- 平均每 6 个吸烟的人里，会有 1 个在 75 岁之前死于肺癌。
- 戒烟越早越好，即使 50 岁戒烟，也能把得肺癌概率降低到 6% 以下。
- 肺癌只是吸烟导致死亡的一小部分原因，超过 2/3 的原因是心血管疾病和其他肺部疾病。

不吸烟的人为何也得肺癌

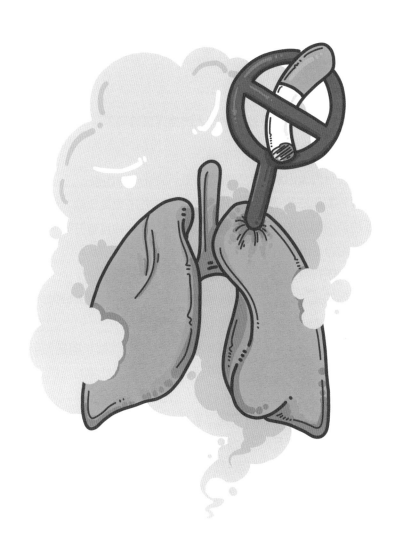

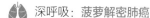

众所周知，吸烟是肺癌第一大诱因，90% 的肺癌都和吸烟有关。在中国，肺癌是第一大癌种，这和惊人的、稳居世界第一的 3.5 亿烟民数量是密不可分的。

我反复强调，如果不想得肺癌，必须戒烟。

但问题来了，对比美国和中国，有个非常奇怪的现象：美国女性肺癌患者，80% 以上都是烟民（美国女性吸烟非常严重），而在中国，完全是反过来，80% 以上女性肺癌患者从不吸烟！

怎么回事儿？！

显然，吸烟不是中国女性得肺癌的最主要原因，那到底什么是主要原因？

致癌风险因素分两类：内源和外源。内源不可控，主要是遗传因素和年龄；外源可控，主要是生活习惯和环境。

是亚洲人种的某种遗传因素导致了中国人肺癌高风险吗？

有一些研究，但目前结论尚不明确。

但无论是否有内源因素，大家都应该重点关注外源因素。

一是内源因素无法改变，二是内源因素往往并不直接致癌，而是让一个人更容易受到各种外源因素影响而产生异常。所以，了解并且避开外源致癌因素，即使遗传基因不给力，也能极大地降低风险。

除了吸烟，还有哪些外源因素会导致肺癌？

最容易想到的是二手烟。二手烟是明确致癌物。中国是全世界二手烟问题最严重的国家，没有之一！

中国有超过 7 亿女性和小孩，在家里和公共场合，都长期是二手烟受害者。我自己就深刻记得小时候每天在烟雾缭绕的茶馆看爷爷打牌的场景。可惜，当时什么都不懂，不知道吸了多少二手烟。

世界卫生组织估计，中国每年光二手烟就导致 10 万人死亡，几乎相当于每年一次汶川地震！这 10 万人中，就有很多不吸烟的女性肺癌患者。研究表明，如果丈夫吸烟，妻子得肺癌的概率是普通人群的 2 倍以上。再次呼吁，如果非要吸烟，至少请不要在家里和公共场合吸烟！

那么，二手烟是诱发中国女性肺癌的主要原因吗？

不是的。

主要证据来自基因层面的研究：不吸烟女性肺癌和吸烟者肺癌，虽然表面看起来差不多，但从基因突变角度来看，截然不同，可以说完全是两种疾病！

不吸烟女性得的几乎全是肺腺癌，大部分是 EGFR 和 ALK 基因突变，适合用靶向药物；而吸烟者的肺癌各种各样，鳞癌很多，EGFR 和 ALK 突变比例少，通常不适合靶向药物。

如果女性主要受害于二手烟，那她们的癌细胞应该和吸烟者的更接近才对。看来，还有别的因素。

是什么呢？是雾霾吗？

雾霾毫无疑问是严重健康隐患，也是致癌因素。但对于现在的女性肺癌患者，应该不是主要因素。证据主要来自两方面：

1. 吸烟导致肺癌多需要 25 年左右，因此雾霾即使致癌，也需要很长时间。最近几年的雾霾，可能导致中国未来肺癌患者数大量增加，但不是今天寻找的答案。

2. 中国不吸烟女性高发肺癌在 20 世纪七八十年代就已经很明显，当时根本没有雾霾问题。

寻找女性肺癌高发的原因，我们应该往前推，看看在 50~70 年代，有什么致癌因素是中国女性长期接触，而美国人比较少的？

经过研究，最大问题是各种各样的室内空气污染！

最重要的室内污染源有三个：

第一个致癌因素，是二手烟。

刚才讲过，有风险，但不是最主要原因。

第二个致癌因素，是室内燃料。

相信很多人，尤其是北方人家里都用过蜂窝煤或煤球，平时烧水做饭，冬天烤火取暖。

农村还有大量的柴火灶。

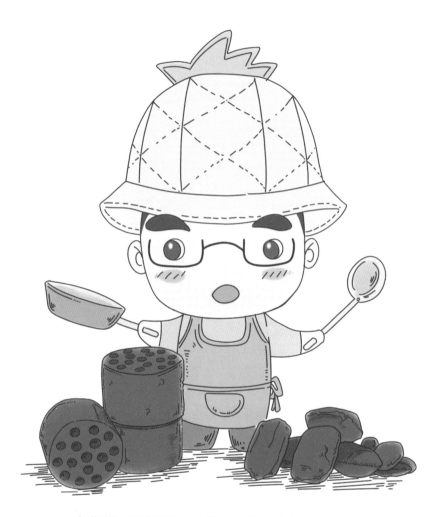

长期使用蜂窝煤等固体燃料是导致肺癌的风险因素

这些东西共同特点就是很呛人，烟雾缭绕，我妈就经常被熏得泪流满面。如果天气寒冷，通常门窗关闭，通风极差，有害气体和颗粒物都大量围积，成为严重健康隐患。

20 世纪八九十年代大量研究发现，中国北方，尤其是东北，女性得肺癌比例显著超过南方。蜂窝煤、煤球、柴火这类室内燃料的污染，被认为是主要原因之一。

当然，对很多城市人来说，这些都是过去时了，咱们危险解除了吗？

并没有，因为还有另一个同样严重的污染源。

第三个致癌因素：炒菜油烟！

中国人和美国人做饭有个巨大差别，就是咱们炒菜特别喜欢用热油。我们都很喜欢听食材放进热油锅里那个"呲啦"的声音，听起来就很香。但很多人没有注意到，伴随着悦耳的"呲啦"，冒起了滚滚浓烟。

油烟，是和雾霾一样糟糕的致癌物！

不信？随便找几位朋友简单测了一下 PM2.5，非常惊人。大家感受一下！

西红柿炒鸡蛋：

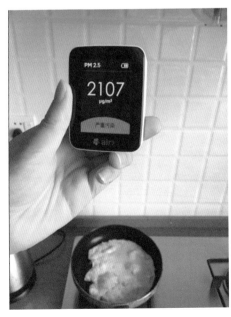
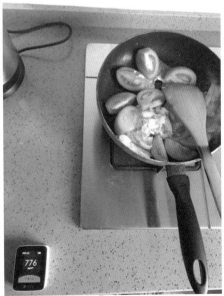

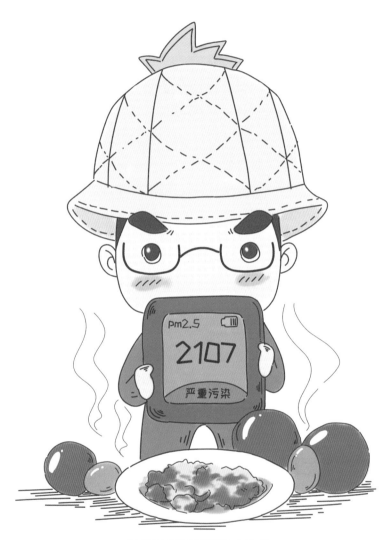

炒菜油烟是显著致癌风险

研究发现，油炸或者热油炒菜的时候，PM2.5 能迅速飙升几十倍。川菜是重灾区，我妈炒菜的时候，从葱姜蒜放入热油开始，PM2.5 一路飙升，最终轻松超过 2000。

油烟这类 PM2.5 是瞬时、短期的，不好直接和长期笼罩的雾霾比较谁更严重。但大量研究表明，厨房油烟是潜在致癌因素，还能引起很多各种各样的疾病，尤其是呼吸道和心血管疾病。

咱妈每天都是用生命在给家人做饭啊！

所以，我在讲座的时候每次都会提醒大家，要注意厨房通风，减少爆炒，减少油炸，考虑把早餐煎鸡蛋改成水煮蛋，等等。

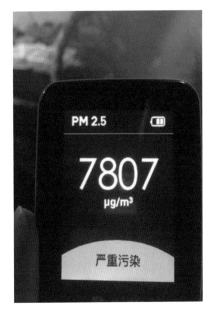

晚上吃烧烤更惨烈

还有没有降低炒菜油烟的办法？

有的！

买个好的抽油烟机！

最近我刚给爸妈买了个新的侧吸式抽油烟机，确实很好用。也测了一下 PM2.5，打开之前一般在 800~2000，打开后一般能控制在 50~80。

远在海外，看着妈妈在这样的环境炒菜，我终于放心一些了。

小结

- 致癌因素分为内源（主要是遗传因素和年龄）和外源（主要是生活习惯和环境）。
- 二手烟、室内燃料和炒菜油烟是导致不吸烟人群患肺癌的重要因素。
- 一个好的抽油烟机能显著保护做饭的人群，是很好的礼物。

肺癌的筛查

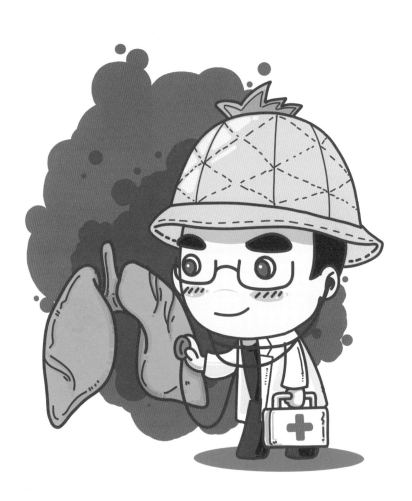

（一）

面对任何癌症，早发现、早治疗、早治愈是最佳选择。因此，从挽救生命来看，预防和筛查比治疗更重要。肺癌也不例外。1 期肺癌和 4 期肺癌的生存率差异巨大，因此筛查价值非常大。

说到肺癌筛查，第一个问题是：谁应该筛查？

目前只推荐"高危人群筛查"。谁是高危人群呢？中国和美国的指南定义差不太多。

中国定义的是：

1. 年龄 50~75 岁。

2. 至少有以下一项危险因素：

（1）吸烟 ≥ 20 包 / 年（每天吸烟包数 × 吸烟年数 ≥ 20）。比如每天吸两包烟，超过 10 年，或者每天一包烟，超过 20 年，这都是 20 包 / 年。注意，这其中也包括曾经吸烟，但戒烟时间不足 15 年者。

（2）被动吸烟者。

（3）职业上接触各种致癌因素（比如石棉、铍、铀、氡等接触者）。

（4）有恶性肿瘤病史或肺癌家族史。

（5）有慢性阻塞性肺疾病或弥漫性肺纤维化病史。

大家可以根据这些条件，来判断自己是否属于高危人群，是否需要筛查。

如果不是这样的高危人群，比如不吸烟的 30 岁小伙子，目前是不推荐做筛查的。原因是多方面的，主要有两个：第一，在非高危人群里，筛查的假阳性率会特别高，可能 99% 筛查出问题的人其实都没事，这会给大众带来不必要的恐慌。第二，有些筛查手段对身体有微小伤害，因此如非必须，就最好不用。

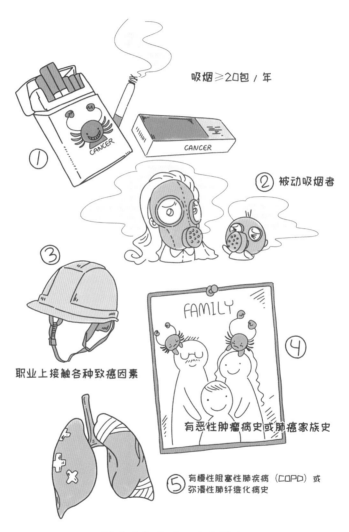

吸烟≥20包／年

② 被动吸烟者

③ 职业上接触各种致癌因素

④ 有恶性肿瘤病史或肺癌家族史

⑤ 有慢性阻塞性肺疾病（COPD）或弥漫性肺纤维化病史

肺癌高危人群要注意筛查

（二）

下一个问题：肺癌到底怎么筛查？

由于巨大的市场，目前很多商家都在开发和推广各种癌症筛查方法，包括肺癌筛查。

但是，目前已经证明有效，并且被权威机构推荐的肺癌筛查方法其实只有一种，那就是低剂量螺旋 CT。

在它出现之前，肺癌常规筛查手段包括 X 线胸片检查、痰细胞学检查以及血清肿瘤标记物检测等，但这些筛查方式受敏感度及特异度限制，效果都不理想。用 CT 检查很灵敏，但是常规 CT 的辐射较大，且费用昂贵，也不太适合筛查。直到 20 世纪 90 年代，低剂量螺旋 CT 应运而生，才真正带来了改变。

那么什么是低剂量螺旋 CT 呢？

低剂量螺旋 CT，顾名思义，就是让检查者少受到射线辐射的 CT。

它之所以可行，是因为肺部和其他组织器官结构不同，肺部含气量多、密度较低，因此很低剂量的 X 线就能形成满意的图像，低剂量 CT 较常规 CT 的辐射剂量降低了 75% 以上，检查费用也比普通 CT 低。同时，低剂量 CT 还克服了 X 线胸片对非钙化小结节不敏感的缺点，能发现直径小于 5 mm 的微小病症，因此它能在高危人群中发现更多的早期可切除肺癌。

专家之所以推荐低剂量 CT，是因为有客观证据说明这样的筛查有效。

2011 年，美国国家肺癌筛查试验 (national lung screening trial) 的随机对照研究结果显示，与拍 X 线胸片相比，采用低剂量螺旋 CT 对肺癌高危人群进行筛查可使肺癌死亡率下降 20%。

另一组统计数据更说明问题：研究证明，低剂量螺旋 CT 查出的癌症中，早期肺癌占到了 85%，很多人是完全没有症状的。同时，筛查出的肺癌患者总的 10 年生存率高达 80%；若能及时手术，预期总 10 年生存率高达 92%。

因此，低剂量螺旋 CT 真正实现了早发现、早治疗、早治愈。

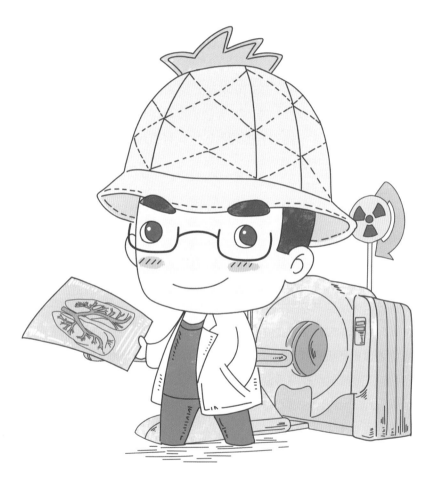

低剂量螺旋 CT 是筛查肺癌的有效方法

（三）

现在市面上还有一些听起来很高大上的筛查手段，比如 PET-CT、基因测序这类的。

这些东西目前看来效果并不好。

它们的主要价值，是用于已经得癌症的患者。这些技术在确诊癌症、诊断基因突变，或者监控治疗效果等方面，确实很不错的。但用于普通人群筛查，不太靠谱。原因很多，包括过于昂贵、检测早期癌症准确性差，甚至对身体还有潜在伤害。比如 PET-CT，有非常显著的放射性，比低剂量螺旋 CT 高得多，本身就是致癌风险。

总之种种原因吧，这些看似高级的手段用于筛查性价比很低，不推荐。

展望未来的话，我个人希望能有用痰液、唾液或者血液筛查肺癌的好方法出现，这样会更方便，更安全。但目前来看，准确度还不够，技术还需要进一步提高。

总之，大家记住，目前做肺癌筛查，权威机构唯一推荐的是低剂量螺旋 CT。

这里回答几个大家关心的问题：

● **低剂量螺旋 CT 的辐射安全吗？**

目前认为一年一次是安全的。每次低剂量螺旋 CT 的平均辐射量在 0.61~1.50 mSv（毫希），而美国医学物理师协会认为，只要影像学检查的单次剂量在 50 mSv 以下，都是安全的。

● **应该多长时间筛查一次呢？**

吸烟的高危人群，建议每年一次。

● **非高危人群自己想筛查，可以吗？**

虽然指南只推荐高危人群筛查，但癌症筛查是个人问题。非高危人群如果非要筛查，可以考虑 2~3 年一次，因为毕竟低剂量螺旋 CT 还是有辐射，另外也需要花钱。癌症筛查，很多时候就是平衡风险和收益。

● 筛查出肺部结节咋办？

这个就没法一两句话说清楚了，给大家看看中华医学会给出的实性结节随诊方案（图4）吧。

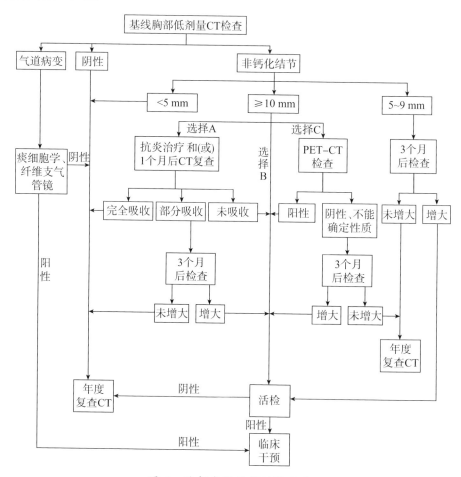

图 4　胸部实性结节随诊方案

总之，发现结节肯定需要进一步地观察或者检查。请大家听从医生的建议。

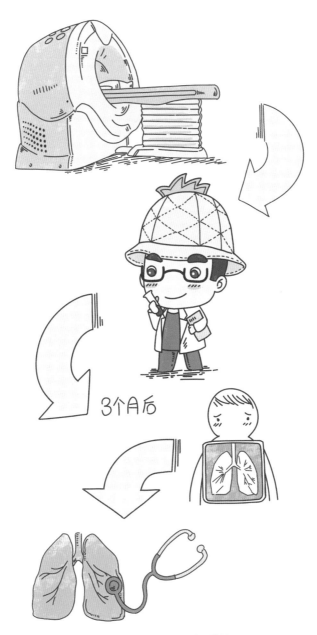

3个月后

发现肺部结节应积极随诊

小结

- 年龄 50 ～ 75 岁的肺癌高危人群推荐进行筛查。
- 低剂量螺旋 CT 是目前唯一被官方推荐的肺癌筛查方法。
- 痰液、唾液或者血液筛查肺癌的技术还在开发中，值得关注。

治疗篇

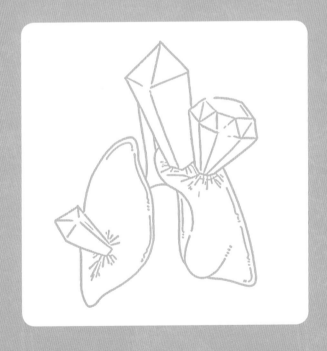

最重要的 10 个问题

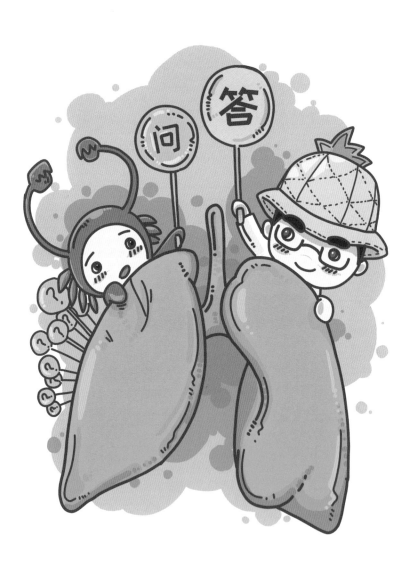

中国医疗资源匮乏，医生太少，患者太多，这直接导致医患之间每次沟通时间很短。在美国，医生每天看几位患者，在中国，医生每天看几十上百位患者。在美国，患者每次见到医生，通常有半小时到 1 小时沟通。而在中国，通常只有5 分钟，这对双方来说，都是巨大的挑战。

这个情况不可能在短时间内改变，因此我们要做的，就是提高医患交流的效率，在有限时间内交流最重要的问题，避免浪费时间。有些笼统的问题，比如"到底还有没有救？""谁是这方面最好的医生？"，医生很难回答，而且不管答案是啥，其实是没什么帮助的。

那么，如果被诊断为肺癌，哪些问题最值得问呢？

下面这 10 个问题是个不错的开始。

1. 到底得的是何种肺癌？

首先需要依据病理确诊肺癌类型。比如，是小细胞肺癌还是非小细胞肺癌？腺癌、鳞癌，还是别的肺癌类型？这是最重要的一个问题。肺癌种类很多，病理诊断是一切治疗方案的前提。没有病理诊断，再顶尖的医生也无从下手。

2. 肿瘤分期是多少？

了解了类型，下一个重要的信息就是分期。也就是说，从影像学检查上，比如胸部 CT，显示癌症处于什么阶段、恶性程度如何、是否转移。分期低（早期）的肺癌可能只需要手术或放疗，而分期高（晚期）的肺癌通常需要系统性治疗，比如化疗药物、靶向药物、免疫药物等治疗。

3. 肿瘤的分子病理分型是什么？

除了传统病理，对于肺癌，还需要知道肿瘤的分子病理分型是什么，是否是特定的基因突变，比如 EGFR、ALK 等，可以让患者使用靶向药物。

4. 治疗的目的是什么？

是根治性治疗方案，还是姑息性治疗方案？根治性治疗以治愈为目的，姑息性治疗是以延长生命，提高生活质量为目的，这两种策略有根本区别。

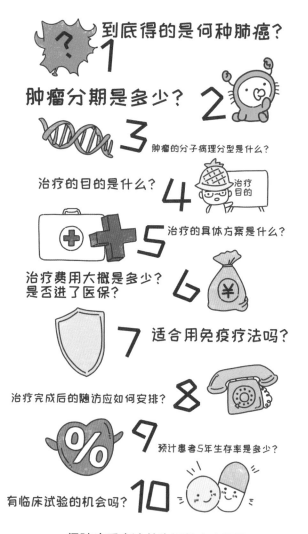

到底得的是何种肺癌？ 1

肿瘤分期是多少？ 2

3 肿瘤的分子病理分型是什么？

治疗的目的是什么？ 4

5 治疗的具体方案是什么？

治疗费用大概是多少？
是否进了医保？ 6

7 适合用免疫疗法吗？

治疗完成后的随访应如何安排？ 8

9 预计患者5年生存率是多少？

有临床试验的机会吗？ 10

得肺癌后应该首先问的十个问题

5. 治疗的具体方案是什么?

是只需要手术,还是需要手术 + 放疗 + 化疗同时使用? 又或是用靶向药物? 医生为何选择该方案? 有什么优越性? 对生存期有什么影响?

6. 治疗费用大概是多少? 是否进了医保?

癌症治疗中,不同药物和治疗方案的费用差异很大。医生通常需要根据患者经济条件来权衡疗效和费用,争取选择一个最佳方案。最近很多昂贵的进口和国产抗癌药都进入了医保,包括肺癌 EGFR 靶向药物易瑞沙、特罗凯和凯美纳,这对患者是很好的消息。

7. 适合用免疫疗法吗?

肺癌的免疫疗法目前有效的就是 PD-1/PD-L1[①] 为主的免疫检验点抑制剂。这方面研究日新月异,进展很快,给晚期患者带来了新的希望。除了治疗晚期癌症,最近研究发现免疫疗法用于无法手术的 3 期肺癌患者时,也能显著控制肿瘤进展,提高生活质量。目前肺癌免疫疗法在中国还没有上市,但有很多临床试验可以参加。

8. 治疗完成后的随访应如何安排?

随访对于患者来说非常重要,对于肺癌来说,即使是被治愈的患者,其一生中还有大约 30% 的概率会出现二次肿瘤。对于没有治愈的患者,随访对提高生活质量也是很重要的。一般会推荐治疗后 3 个月随访一次,2~3 年后改为半年随访一次,5 年后改为每年随访一次,直至终身。随访的理念在中国患者中比较缺乏,但这是非常重要的。

9. 预计患者 5 年生存率是多少?

根据癌症的类型和分期情况,预计 5 年生存率是多少? 如果确定是 IV 期的晚期肺癌,那 1 年、2 年生存率是多少? 了解情况后,患者和家属对生活和工作都能做好相应的安排。中国人比较忌讳谈死亡,但如果患者可以接受,家属可以

---

① PD-1:programmed cell death protein -1,程序性细胞死亡蛋白 -1;PD-L1:PD-1 的配体。

接受，还是希望他们问这个问题。因为大家能更好地对未来有所准备。

10. 有临床试验的机会吗?

大量新型抗癌药，无论是靶向药物、免疫药物还是新型化疗药物，都在中国的大型医院中进行临床试验。临床试验有一个特别大的优势，就是免费用药、免费检查。因此，如果晚期患者对标准疗法耐药，不妨多寻找临床试验机会，看看有没有适合自己情况的新药临床试验。

小结

- 肺癌的分型、分期、分类需要第一时间搞明白。
- 明确治疗目的是治愈还是延长寿命很重要。
- 应该了解是否适合新型靶向药物或免疫药物。

肺癌的分类

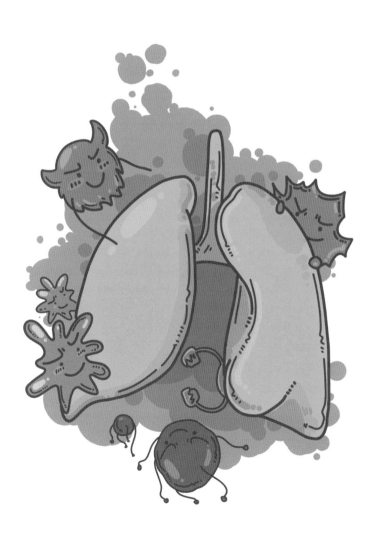

（一）

被诊断为肺癌后，最重要的第一个问题就是，到底是什么亚型的肺癌？

现在咱们提到的肺癌，其实不是一种病，而是几十种病的组合。每一种亚型的特性、最优治疗方式、预后都不同。因此，搞清楚肺癌的亚型至关重要。没有这个信息，就无法选择最佳治疗方案。

要回答到底是什么肺癌，目前通常需要三方面信息：分型信息、分期信息和基因突变信息。这三方面信息结合在一起，才是比较完整的描述。

首先聊聊分型。这个通常也叫作病理信息。

根据肺癌细胞在显微镜下的形态特点，可以初步分为两种类型：小细胞肺癌和非小细胞肺癌。这两种类型肺癌的生长特点、扩散风险和治疗方案均不相同，所以首先要区分开。

绝大多数肺癌是非小细胞肺癌，约占 85%。它又进一步被分为三类，分别是腺癌、鳞癌和大细胞癌。其中腺癌是最主要的类型，约占非小细胞肺癌中的50%。如果是不吸烟的女性患者，几乎全部都是腺癌（表 1）。

表 1　两种类型肺癌的临床特点

项目	非小细胞肺癌			小细胞肺癌
	腺癌	鳞癌	大细胞癌	
发病率	约 50%	约 30%	约 5%	约 15%
特性	最常见的肺癌类型，尤其对不吸烟患者。中国多数患者适合用靶向药物	鳞癌的生长通常较慢。早期发现可以选择手术治疗	较为少见，但是恶性程度一般较高，易转移	癌细胞生长快速并且易通过淋巴和血液转移到肝、脑等器官，预后较差。患者几乎都有吸烟史
主要治疗方式	手术、化疗、放疗、靶向治疗、免疫治疗	手术、化疗、放疗、免疫治疗	手术、化疗、放疗	手术、化疗、放疗、免疫治疗

（二）

分型简单说完，下面谈分期。

分型主要讲癌细胞长啥样，而分期则主要说明癌细胞是否扩散。在肺癌确诊后，医生用一系列检查来判断癌细胞是只在局部，还是已经扩散到了淋巴结或身体其他器官。这些信息决定了肺癌的分期。

非小细胞肺癌和小细胞肺癌的分期系统稍有不同，但为了交流方便，最终都可以被汇总为0期、Ⅰ期、Ⅱ期、Ⅲ期或者Ⅳ期。Ⅰ、Ⅱ、Ⅲ期里有时还会分A和B，比如ⅡA、ⅢB期等。

0期和Ⅰ期预后最好，治愈率最高，而Ⅳ期就是通常说的晚期癌症，说明癌细胞已经转移到了其他组织或器官。对于这些患者，虽然奇迹时有发生，但我们现实的目标，应该是尽可能延长生命，尤其是高质量的生命。在现代医学的帮助下，晚期肺癌患者长期高质量与癌共存，并不是天方夜谭。

肺癌具体分期解释见图5。

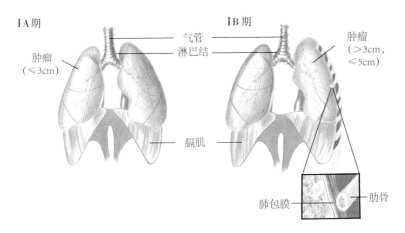

图5　肺癌分期

ⅡA 期

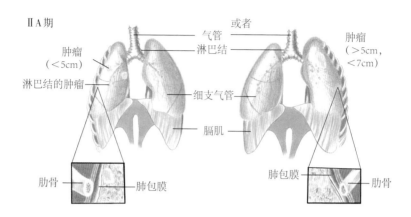

ⅢA 期

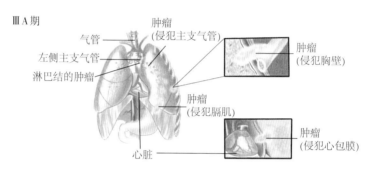

Ⅳ期

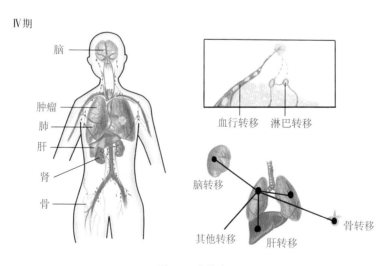

图 5 （续）

（三）

聊完分型和分期，咱们最后聊聊分子基因分型。

肺癌根据基因突变类型也分为很多亚型，各自适用的药物是不同的，甚至有天壤之别。

大家可能知道，过去十多年，肺癌治疗中最大的突破，就是靶向药物的横空出世，一大批中国晚期肺癌患者，尤其是非小细胞肺癌患者从中获益。正确使用靶向药物，有很大优势。比如对 EGFR[①] 敏感突变患者，相对化疗，使用 EGFR 靶向药物后肿瘤缩小比例更高，生存时间也会延长。更重要的是，由于靶向药物副作用小，而且能口服，因此患者在药物起效期间，可以保持几乎完全正常的生活。

但靶向药物并不适合所有人，它只对携带特殊基因突变的肺癌患者有效。这就像一把钥匙（靶向药物）对应一把锁（基因突变），我们首先要知道是什么锁，才能选择匹配的钥匙。如果用错靶向药物，则治疗是完全无效的，而且会耽误正规治疗。因此，使用靶向药物之前，必须首先进行基因检测，明确癌细胞的突变类型。

对于肺癌来说，最有价值的突变基因有三个，EGFR 突变、ALK[②] 融合突变和 ROS1[③] 融合突变。它们占了肺腺癌的一半以上（图6）！

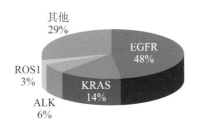

图 6　肺腺癌的分子分型

- EGFR 突变肺癌，推荐使用 EGFR 靶向药物。
- ALK 融合突变肺癌，推荐使用 ALK 靶向药物。

---

① EGFR：epidermal growth factor receptor，表皮生长因子受体。

② ALK：anaplasticlymphoma kinase，间变性淋巴瘤激酶。

③ ROS1：ROS proto-oncogene 1 receptor tyrosine kinase，ROS 原癌基因 1 受体酪氨酸激酶基因。

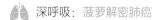

- ROS1 融合突变肺癌，推荐使用 ROS1 靶向药物。

还有一点值得强调一下，目前的靶向药物主要对应非小细胞肺癌，尤其是腺癌中的突变类型，因此，晚期非小细胞肺腺癌最值得进行基因检测。

相反，如果是小细胞肺癌，由于突变类型不同，很少有患者适用现有的靶向药物，因此并不推荐一来就做基因检测，还是应该主要考虑以放疗、化疗为主的治疗方案。

小结

- 按照细胞在显微镜下的形态，肺癌可以分为小细胞肺癌和非小细胞肺癌两大类。
- 非小细胞肺癌又可以分为腺癌、鳞癌和大细胞癌。
- 肺癌根据恶性程度分为 0 期、Ⅰ期、Ⅱ期、Ⅲ期或者Ⅳ期，0 期和Ⅰ期治愈率很高。
- 使用靶向药物之前，需要进行基因突变检测，了解分子分型。

肺癌的放疗

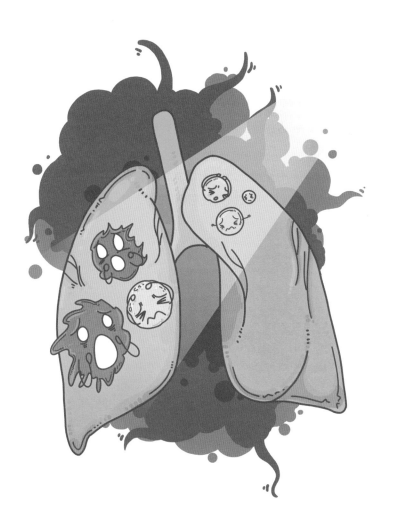

（一）

在现代医学中，目前肺癌的治疗方式，可以大致分为 4 类：手术、放疗（包括传统光子放疗、新的质子放疗、重离子放疗等）、化疗药物、新型药物（包括靶向药物和免疫药物等）。

医生在选择不同治疗手段的时候，一般会考虑的问题：

1. 风险和副作用。治疗会对患者的日常生活有何影响？

2. 这种治疗方法的目的，是治愈还是减轻症状？

3. 成功概率有多少？

4. 患者的经济条件。一般新疗法比较贵，传统疗法价格较低。

5. 本院以及自己在这种疗法方面是否有足够的经验？

放疗是使用放射线治疗肿瘤的一种方法。

在肺癌中，放疗应用非常广泛。无论是小细胞肺癌还是非小细胞肺癌，无论是早期肺癌还是晚期肺癌，医生都会考虑使用放疗。

具体什么情况下，肺癌治疗会用到放疗呢？

1. 不能手术的早期肿瘤。手术是早期肺癌常见治疗方法，但有时由于肿瘤的体积或位置等原因不能手术切除，或者患者健康状态无法进行手术，或者患者拒绝手术，这些情况下，放疗就是常见的选择。

2. 手术后，使用放疗（经常联合化疗），来消灭术后可能残存的癌细胞，降低复发率。

3. 患者肿瘤太大，无法直接手术。使用术前放疗（经常联合化疗），使得肿瘤缩小，能方便后期手术。

4. 针对性治疗转移病灶，如转移到脑或者肾上腺的肺癌。

5. 减轻患者症状，包括疼痛、出血、咳嗽、吞咽障碍等。例如，当肿瘤堵塞气管时可以考虑使用近距离放射治疗。

很多人分不清楚放疗和化疗，其实两者从原理和适应证都截然不同。放疗和手术一样，属于局部治疗，当病灶范围或者个数有限的时候效果较好，但如果癌细胞广泛转移，光靠放疗就不行了，而需要化疗药物、靶向药物、免疫药物等系统性药物治疗方法。

（二）

放疗已经有 100 多年的历史。

1896 年，德国物理学家伦琴描述了 X 射线，其能穿透人体组织、携带高能量这两个特性迅速引起医学界的关注，几个月以后，医生开始用 X 射线来检测癌症，3 年以后，瑞典医生第一次用 X 射线治疗肿瘤，取得了不错的效果，这是放疗的开始。

由于放射线在杀伤肿瘤细胞的同时，也会对周围的健康细胞造成伤害，因此副作用比较明显。如果打算接受放疗，有必要了解可能出现的副作用。

放疗副作用的不同主要取决于放疗的部位，常见的副作用包括疲劳、恶心呕吐、食欲和体重下降，照射区内皮肤改变（比如红肿、水疱、脱皮），等等。这些副作用通常在治疗结束后会逐渐消失。

但无论如何，副作用是不好的，会限制放疗使用。因此现代放疗，越来越强调精准打击，新的技术发展能让肿瘤周围的正常组织受照射的剂量更低，这包括了调强放疗（intensity modulated radiation therapy，IMRT）、立体定向放疗（stereotactic body radiation therapy，SBRT）、伽马刀等。

另外，大家现在常听到的质子疗法也属于放疗，只不过使用了完全不同的放射源。质子治疗的最大优势是副作用相对较小，但劣势是价格非常昂贵，在很多时候性价比值得商榷。绝大多数肺癌患者没有必要使用质子疗法。

除了用大型仪器照射的"外部放疗"，前面说到，肺癌里有时会用到"近距离放射治疗"来减轻气管堵塞等症状。在实施这种治疗时，医生通常会将一个小的放射源放置到接近肿瘤的地方。由于放射源发出的射线射程短，因此肿瘤周围的正常组织受照剂量较低。

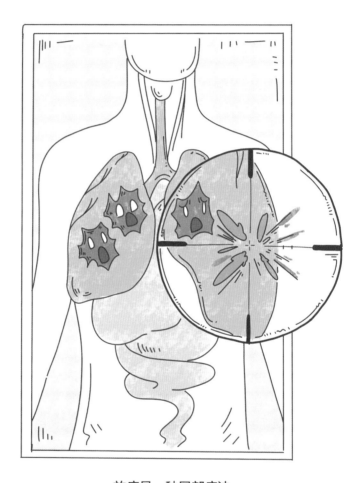

放疗是一种局部疗法

但无论什么形式，放疗的主要原理就是依靠高能量射线攻击癌细胞，破坏癌细胞内部分子，包括 DNA，从而造成癌细胞死亡。

（三）

以前，科学家和医生都认为直接杀死癌细胞就是放疗的全部价值。如果放疗治愈了肿瘤，那一定是因为每个癌细胞都被照射死了。

在这种理念指导下，放疗用于局部肿瘤很多，而用于晚期转移癌症较少。因为如果全身多处有癌细胞，不可能把每个转移的肿瘤都照射一遍。而放疗有副作用，如果风险大于收益，就没必要做。

但随着大家对免疫系统和癌症关系的理解加深，研究越来越多，情况有了变化。

1999 年，瑞士一位 83 岁的老妇人被查出晚期肾癌，肾上面肿瘤很大，有 6cm，而且癌细胞已经转移到肺部和淋巴结，那里布满了转移癌细胞。由于她身体虚弱，而且有糖尿病、心脏病，无法手术。医生最后决定用立体定向放疗来攻击肾上面那个巨大肿瘤，只希望能提高生活质量。除此之外，患者没有接受任何其他治疗。

结果出现了奇怪现象。

放疗结束两年以后，老妇人还活着，肾上面肿瘤大小没有进展，还是 6 cm 左右，但惊人的是，肺部密密麻麻的转移肿瘤都消失了！

明明只针对肾上面的肿瘤进行了放疗，为什么肺部肿瘤会自己消失了？

这种神奇现象叫"放疗远端效应"：对转移的肿瘤，照射一个病灶，发现没有被照射的肿瘤也缩小了。

放疗远端效应的出现，颠覆了大家对放疗的认识。显然，放疗不仅能直接杀死癌细胞，还能引起某种全身性的变化。

这种变化，目前认为主要是对免疫系统的调节。

放疗调节免疫系统的机制很复杂，我们目前并不完全清楚。但重要的原理之一是，放疗杀死癌细胞的时候，会释放"危险信号"，从而激活免疫系统，让免疫细胞能更好地识别并清除残余的癌细胞。

换句话说，放疗可以是个局部"癌症疫苗"。

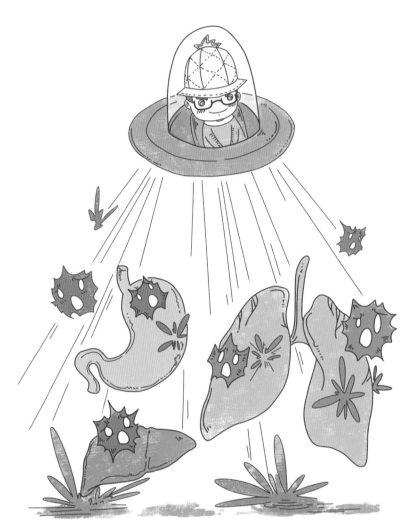

局部放疗有可能产生全身性抗癌免疫

（四）

既然放疗对免疫系统有重要调节作用，那能否把放疗和免疫药物联用？

临床上正在积极尝试。

动物模型和一些临床案例都显示放疗，尤其是立体定向放疗能显著增加免疫疗法的效果。立体定向放疗是一种比较新的放疗技术，它用时更短，剂量更大，如果说传统放疗是小火慢炖，立体定向放疗就是大火爆炒。

立体定向放疗最初的优势是能降低对正常组织的副作用，但最近研究发现这种"大火爆炒"在激活免疫系统的能力上似乎也更强，一箭双雕。

短短几年，针对肺癌、黑色素瘤、前列腺癌等多项"放疗＋免疫疗法"的临床试验已经在世界各地启动。我们期待它们的好消息。

总而言之，放疗是传统的癌症治疗手段之一，但老树也会发新芽。无论是它的操作方法、技术，还是理论都在迅速发展和进步。放疗不仅不会被新型治疗方法替代，反而极可能成为未来肺癌综合治疗中越来越不可或缺的重要组成部分！

小结

- 放疗是肺癌治疗重要手段，可能用于延长生命，也可能用于提高生活质量。
- 放疗有100多年的历史，有多种形式，包括最新的质子治疗。整体越来越强调精准打击。
- 放疗还可能会激活抗癌免疫，与免疫药物联用的临床试验正在积极开展。

肺癌的化疗

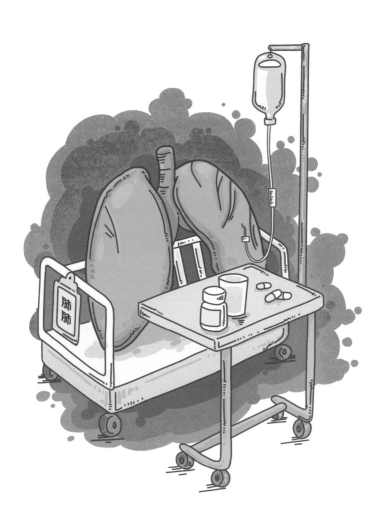

（一）

化疗是晚期肺癌的主要治疗方式之一。

但很多人很排斥，因为网上传言说"化疗毫无作用，仅仅是医院和医生赚钱的工具。由于副作用大，化疗实际会加速患者死亡。"

真是如此吗？

当然不是。

毫无疑问，化疗副作用非常大，从情感角度，这让患者受苦，从科学角度，这严重限制了它的使用。因此，我个人也不是化疗粉丝。

但如果说它毫无效果，则是纯粹的谣言。是否使用化疗，坦白说这是一个风险和收益的选择，有的人适合，有的人不适合。只要大家了解化疗的客观效果和风险，做出什么样的选择，都是正确的选择。当然，我希望这样的选择是患者自己做出的。

我最怕的是，大家根本不了解化疗，就放弃这个选项，投入"神医"怀抱，最后人财两空。

所以，化疗药到底是什么？为什么有这么强的副作用？

化疗是一种系统性治疗手段。化疗药通过口服或静脉注射进入体内，随着血液循环到达全身各处。化疗药有很多种，但本质机制都是杀死快速生长的细胞。

这是它起效的原因，也是副作用的来源。

癌细胞生长快，因此化疗很有用，但可惜，我们身体中有很多正常细胞也是在快速生长的，比如头皮下的毛囊细胞，这是为什么化疗的患者头发都会掉光。负责造血和维持免疫系统的造血干细胞也会被杀死，因此化疗患者的免疫系统会受损。消化道上皮细胞也会被杀死，于是患者严重腹泻，没有食欲，等等。

杀敌一千，自损八百。

这样严重的副作用，让医生只能在治好癌症和维持患者基本生命之间不断权衡，甚至妥协。所以化疗的药物浓度都必须严格控制，而且不能一直使用，必须一个疗程一个疗程来。

如果化疗药能像抗生素一样，一直大剂量使用，癌症早就被治愈了。

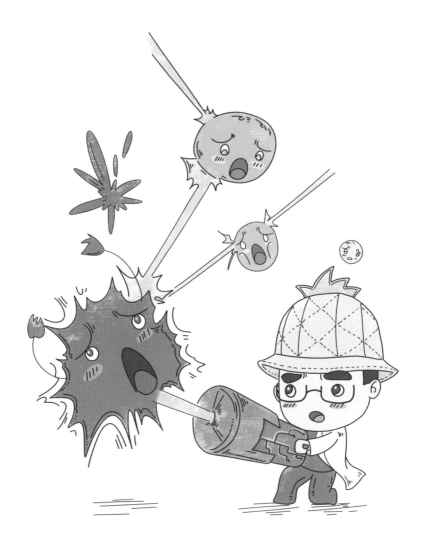

化疗有可能误伤正常细胞而导致副作用

（二）

化疗的历史其实不长，只有几十年，第一个化疗药物出现在 20 世纪 40 年代，在它之前，没有任何系统性治疗癌症的方案，而只有手术和放疗这类局部治疗，因此转移的晚期癌症患者，几乎都只能等死。

化疗出现后，改变了很多患者的命运。对于一些癌症类型，化疗效果非常好！

从 1970 年到现在，睾丸癌生存率从 69% 提高到了 98%，白血病从 12% 提高到了 62%，非霍奇金淋巴瘤从 40% 提高到了 75% 左右，这些进步背后的主要因素，就是化疗药物的使用和优化。

很多时候，仅仅靠化疗，患者就可以活超过 10 年、20 年，其实可以说是真正被治愈的。谣言把化疗药物说成一无是处、谋财害命的毒药，显然是靠着大家对现实情况不熟悉，睁眼说瞎话，忽视了无数被化疗拯救的生命。

那么具体到肺癌上，化疗是怎么用的呢？

根据使用时间和目的不同，肺癌的化疗可以分为两大类。

1. 如果患者可以手术，化疗通常起辅助治疗作用。

- 手术前用于缩小肿瘤体积，这被称为"新辅助疗法"。
- 手术后用于杀死可能还遗留在体内的癌细胞，这被称为"辅助治疗"。

2. 对于晚期癌症或者由于体质差无法手术的患者，化疗则可以作为主要治疗手段（有时伴随放疗，称为同步化放疗）。整体来看，虽然治愈很难，但化疗能缓解患者症状、延长患者生命。

化疗并不适合所有患者。比如，化疗由于副作用明显，一般不推荐用于健康情况欠佳的患者。

有一点请重视，患者营养一定要跟上，千万别相信"饿死癌细胞"这种鬼话。因为身体差的话，治疗方案的选择和生活质量也会很差，各种治疗后恢复也慢。

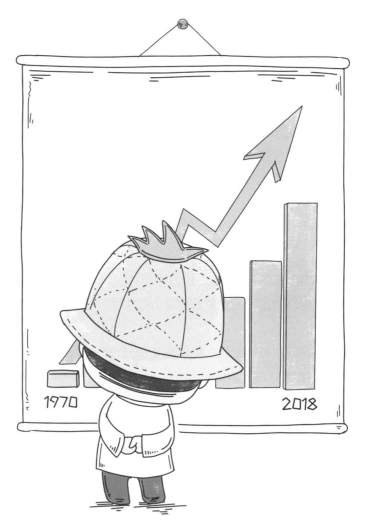

化疗和其他疗法的出现逐年提高患者生存率

（三）

值得一提的是，非小细胞肺癌和小细胞肺癌使用的化疗药物是有点不同的。

小细胞肺癌通常是联合化疗，最常使用的组合是：

（1）顺铂（或卡铂）联合依托泊苷

（2）顺铂（或卡铂）联合伊立替康

而用于非小细胞肺癌的化疗药物选择较多，包括：

（1）顺铂

（2）卡铂

（3）紫杉醇

（4）吉西他滨

（5）长春瑞滨

（6）伊立替康

（7）依托泊苷

（8）长春碱

（9）培美曲赛

通常情况下，非小细胞肺癌的治疗也会选择两种药物联合，最常见的是顺铂或卡铂再加上另一种药物，通常是化疗药物，最近也有尝试联合免疫药物。

之所以强调小细胞肺癌和非小细胞肺癌化疗药物的不同，是因为见过一些小细胞肺癌患者居然在使用进口紫杉醇。在小细胞肺癌治疗中，紫杉醇效果并不比依托泊苷好，但价格却是后者的十多倍，甚至几十倍。乱用化疗药物会显著增加治疗的"经济毒性"，也就是花冤枉钱。

无论什么化疗药物，都是按照周期来给药。治疗时间通常为 1~3 天，然后休息一段时间使身体恢复。一个化疗周期通常为 3~4 周，初始治疗一般为 4~6 个周期。如果有效，会完成整个周期，如果在治疗期间出现进展，或治疗结束后复发，通常会尝试其他药物。

除去脱发、腹泻、恶心呕吐等情况，肺癌用的化疗药物可能会有特定的副作用。例如，顺铂、长春瑞滨、多西紫杉醇或紫杉醇可引起神经损伤（周围神经病），比如导致手和脚上出现疼痛、灼热或麻刺感。对于大多数人来说，治疗停止后这

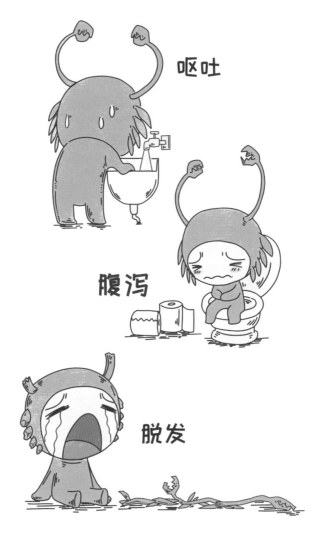

呕吐

腹泻

脱发

呕吐、腹泻、脱发是化疗常见副作用

种情况就会消失或好转，但有些人持续时间很长。大家一定要向医生及时报告任何副作用，以便他们进行及时干预，包括化疗药物减量或者延迟用药时间等。

总之，化疗药物不完美，副作用严重限制了它的使用，但它不是简单毒药，也不是一无是处。最近有研究发现肺癌中的化疗，还能显著增加免疫疗法的效果。

我们的终极目标肯定是要找到更温和的药物来替代化疗药物，但目前还做不到。希望各位肺癌患者和家属，能尽量了解各种化疗药物的优点和缺点，并根据自己的身体状况、经济情况和治疗目标来做出理性的选择。

作为研究者，我们的任务是和医生一起，研究和开发更好的抗癌药物组合，争取达到更低的副作用和更好的治疗效果。

小结
- 是否使用化疗，是一个风险和收益的选择。它不适合每一个人，但也不是一无是处。
- 肺癌化疗可能作为主要治疗手段，也可能作为辅助治疗，降低复发率。
- 非小细胞肺癌和小细胞肺癌的化疗方法是不同的。

肺癌基因检测

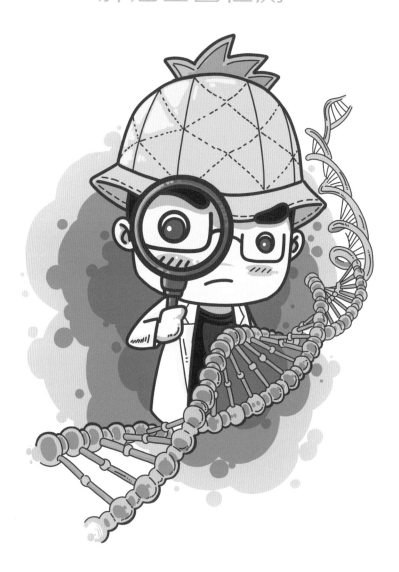

（一）

前面讲过，如果被诊断为非小细胞肺腺癌，尤其是不吸烟的患者，那么推荐尽快做基因检测。

那怎么做基因检测呢？

首先，"基因检测"这个名字其实是很多不同技术的综合。为了检验肺癌的基因突变，各家医院或公司会使用不同的技术，但理论上，如果技术过关，结果应该都是一致的，区别主要是价格、等待时间、检测基因的数量、对结果解读能力等。

对患者来说，真正关键的问题是检测什么基因？

对中国肺癌患者来说，最有临床价值（有效果良好的对应新药，而且在中国能买到）的靶点有三个：EGFR、ALK 和 ROS1。它们代表了超过半数肺腺癌的情况。

因此，最需要检测的基因其实就是 EGFR、ALK1 和 ROS1，坊间戏称为 EAR。

要检测 EAR 基因，目前市场上有两种基本策略：

1. 先检测 EGFR，没有突变再检测 ALK1 和 ROS1；

2. 同时检测 EGFR、ALK 和 ROS1，甚至其他一系列肺癌相关基因。

第一个方案优势是比较便宜，缺点是可能耽误时间。

第二个方案优势是节省时间，一次就能综合了解情况，信息全面，缺点是目前比第一种方案略贵。

由于患者时间宝贵，除了个别情况，我个人推荐是一次完成 3 个靶点的检测。

能同时检测 3 个或更多靶点的公司不少，使用的技术也不同，有的是用改进的经典测序技术，有的是用新的二代测序技术。对消费者来说，它们两者的区别主要在于价格和检测时间。只要技术过关，结果应该都是可信的，并没有一定的优劣之分。

但由于公司鱼龙混杂，还是推荐大家使用比较大的肿瘤测序公司，或者中国相关监管部门（CFDA）批准的检测产品。

（二）

那么，用什么东西来做基因检测呢？

做基因检测，是检测肿瘤细胞的突变，因此需要获取肿瘤细胞。临床上通常有三种方式：

1. 肺癌手术中得到肿瘤样品。

2. 穿刺活检样品，通常是在局部麻醉下，使用很细的针刺入疑似肿瘤，来获取少量细胞用于分析。这样创伤很小，可以避免不必要的手术，对患者影响小。

3. "液体活检"。这是指通过分析血液里面的癌细胞或者癌细胞释放的 DNA，判断癌症突变类型。这之所以能成功，是因为晚期癌细胞或者癌细胞的 DNA，会经常跑到血液里面，现代技术有可能把它们捕获，进行分析。

"液体活检"是目前最热门的技术之一，最大的优点是无创、风险小，而且可以反复多次取样，但目前的准确性还是不如直接采集肿瘤样品。

（三）

最后谈谈"二次基因检测"。

有些患者误以为患病后做一次基因检测就够了，其实不然。如果肿瘤复发或耐药，医生很可能会推荐再次做基因检测。根本原因是这时候的肿瘤很可能和治疗前的肿瘤不一样，可能具有完全不同的突变。

搞清楚复发或耐药肿瘤是否不一样，以及哪里不一样，对指导新的用药方案非常重要。比如，使用第一代 EGFR 靶向药物的 EGFR 突变肺癌患者，平均1年左右，会产生耐药性，需要换新疗法。耐药的原因往往是癌细胞发生了新的基因变化，但每个患者的变化是不同的，这就需要二次基因检测来验证和区分。其中一半患者是由于 EGFR 基因出现了新的 T790M 突变，如果二次基因检测发现了这种突变，使用第三代 EGFR 靶向药物奥希替尼效果会很好。但如果不是这种突变，那就得考虑别的疗法，比如化疗或者尝试临床试验中的新药。

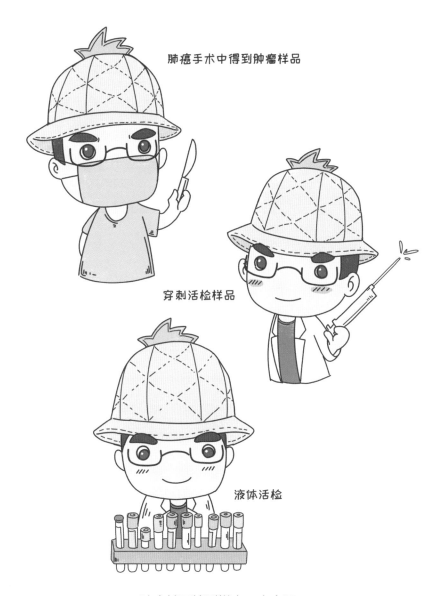

肺癌手术中得到肿瘤样品

穿刺活检样品

液体活检

肺癌基因检测样本三大来源

在癌症治疗中，先要对症，才能下药。

小结

- 非小细胞肺癌中目前最值得检测的基因是 EGFR、ALK1 和 ROS1。
- 无创的"液体活检"是目前最热门的技术之一，也是未来精准防癌抗癌的希望。
- 耐药后的患者最好能进行"二次基因检测"。

EGFR 突变肺癌

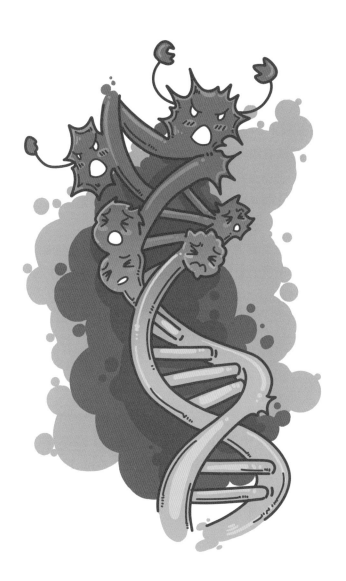

（一）

前面说了，对患者而言，肺癌最有检测价值的三个突变是 EGFR、ALK 和 ROS1，因为它们都有对应的靶向药物。其中，EGFR 突变占的比例最高，患者最多，而且对应的靶向药物也最多，因而最受到关注。咱们今天就专门聊这种类型的肺癌。

首先，什么是 EGFR 突变？

EGFR 是一个基因，它编码的蛋白叫"表皮生长因子受体"。这是一个非常重要的基因，控制着很多细胞的生长，比如伤口受伤正常愈合，就需要它。通常情况下，EGFR 功能是短期且受到严密控制的，它在行使完功能后，就会被关闭。但在一些肺癌细胞中，EGFR 基因突变了，导致它不能被正常关闭，反而无休止地刺激细胞生长，最终导致癌症的发生。

据估计，中国的肺癌患者中，有 30% 左右都携带 EGFR 突变。而且女性比男性比例高，中青年比老年比例高，不吸烟的比吸烟的比例高，非小细胞腺癌比其他肺癌比例高。

中国不吸烟的女性肺癌患者中有着异常高的 EGFR 突变率，具体原因仍然是科学上的一个谜。但这对患者而言不重要，大家只需要知道，这意味着很多中国人能从 EGFR 靶向药物中获利。

（二）

不同患者的 EGFR 突变并非都是一样的。

EGFR 的突变有几十种亚型，但超过 90% 是以下两种：第一种是 L858R，也就是 EGFR 蛋白的第 858 个氨基酸从 L 突变成了 R；第二种是"19 号外显子缺失"，也就是 EGFR 蛋白一部分被丢掉，导致无法关闭活性。

如果患者被诊断为 EGFR 突变肺癌，那多半就是这两种突变之一。

如果是这样，那目前推荐的是使用第一代的 EGFR 靶向药物，比如进口的易瑞沙或者国产的凯美纳。这两个药效果不错，但曾经价格比较昂贵，给患者家

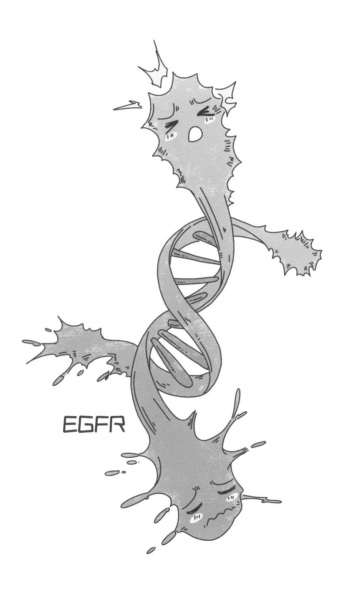

EGFR 基因突变是肺癌中最常见突变之一

庭带来挑战。但随着慈善赠药计划的实施，尤其是最近被纳入国家医保，患者需要承担的费用已经大幅降低，有些省市患者一年只需要自己掏 1 万多元。

EGFR 靶向药是口服的，非常方便，而且整体副作用比化疗轻很多。药物最明显、最独特的副作用是皮疹。皮疹让患者不舒服，但并不一定是坏事。因为临床医生经常用皮疹来确认药物已经起效。

（三）

第一代的靶向药物，虽然疗效显著，但无论是进口还是国产，多数患者都会在使用药物 1 年左右出现抗药性。

为什么会有抗药性呢？

通常是因为肿瘤发生了变化，出现了新的突变，不再对一代靶向药敏感。这时候就需要换药了。

应该换什么药呢？

要回答这个问题，第一件需要做的事儿，就是分析到底是什么新突变导致耐药。也就是说，我们必须要知道耐药的新肿瘤，到底是什么特性。因为每个患者对第一代药物产生抗药性的原因不尽相同，因此后续治疗方案也截然不同。知己知彼，才能百战不殆。

对于一代 EGFR 靶向药物耐药的患者中，超过一半是因为 EGFR 基因又产生了一个新的突变：T790M，就是 EGFR 蛋白的第 790 氨基酸由 T 变成了 M，这个突变直接导致第一代药物无法抑制这个突变蛋白的功能，因此失效了。

为了解决这个问题，药厂开发了能攻击新突变的新一代的 EGFR 靶向药物。其中的代表者，也是目前被广泛使用的，就是阿斯利康的泰瑞沙（奥希替尼）。这个药上市前其实就被很多患者熟知，当时还没有名字，只有个代号叫 AZD9291。

大家知道它，是由于它对携带 T790M 突变的耐药患者效果非常好，临床试验中出现了惊人的 90% 的肿瘤控制率，60% 的肿瘤显著缩小率，同时它入脑能力更强，因此患者如果有脑转移，此药效果也显著比以前的好。

也是因为同样的原因，这个药在中国和美国都以创纪录的速度被批准上市。

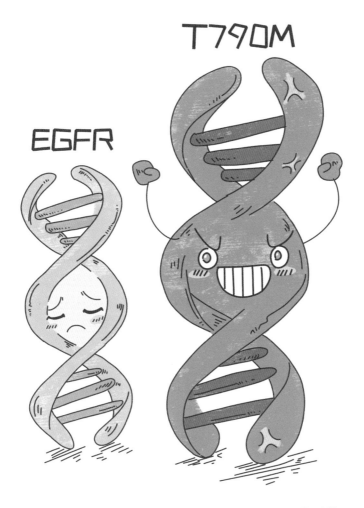

EGFR 基因突变和 T790M 基因突变导致一代靶向药耐药

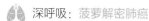

泰瑞沙 2015 年 11 月在美国被批准上市，2017 年 3 月来到中国，成为有史以来进入国内最快的进口抗癌新药。

对于中国的患者，这绝对是大大的好事儿。因为 T790M 突变而耐药的患者，据估计在中国每年有 16 万人！

（四）

相信很多人会问，新药好是好，但价格会不会很贵啊？

目前来说，泰瑞沙确实价格不菲，一年需要大约 20 万元。但据我所知，泰瑞沙进医保在不少省市都已经提上日程了。另外除了已经上市的泰瑞沙，国产的新一代 EGFR 靶向药也在临床试验中。相信好消息会越来越多，越来越多患者会从新一代药物中获益。

最后再强调一下"二次基因检测"的重要性。

刚才说了，只有约 50% 耐药患者会携带 T790M 突变。对于另外 50% 由于别的原因而耐药的患者，使用泰瑞沙效果不佳，可能还不如化疗。

因此，如果出现耐药，对新肿瘤再次做基因检测非常重要，这就是所谓的"二次基因检测"。因为这时的肿瘤，可能和最初诊断时候的情况已经完全不同了。

小结
- 中国肺癌患者中，约 30% 都携带 EGFR 突变，适合对应靶向药物。
- EGFR 靶向药物有一代、二代、三代之分，疗效和适用人群各异。
- 三代靶向药泰瑞沙对于携带 T790M 突变的耐药患者效果良好。

三代 vs. 一代靶向药物

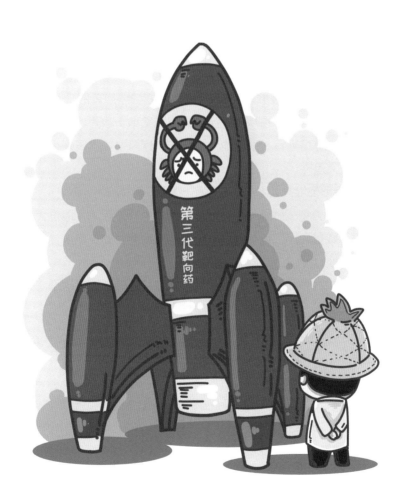

（一）

我们处在一个革命性的年代，抗癌新药层出不穷，每天都有新消息、新变化。2018 年 4 月，美国食品药品管理局（Food and Drug Administration, FDA）发出重磅消息，批准了 EGFR 三代靶向药物泰瑞沙用于肺癌的一线治疗！

这个消息将会革命性改变携带 EGFR 基因突变肺癌患者的治疗方式！

在此之前，泰瑞沙无论在中国还是美国，都是用于二线治疗。从二线治疗上升到一线治疗，是个巨大的飞跃。

- 一线治疗：患者被诊断后优先使用的第一种治疗方案。
- 二线治疗：一线治疗失败后使用的第二种治疗方案。

在以前，泰瑞沙是只被推荐用于 EGFR 突变肺癌患者的二线治疗药物，针对人群是对一代靶向药物（易瑞沙、特罗凯或凯美纳）耐药，而且基因检测发现有 T790M 突变的肺癌患者。泰瑞沙作为二线治疗药物效果很好，远超化疗，因此受到患者的极大追捧。

但好的抗癌新药的终极目标，是成为一线治疗药物！

一来这意味着药物战胜其他所有疗法，而成为标准疗法，地位大大提高。二来一线治疗患者数量远比二线治疗多，不仅意味着能帮助更多人，也代表给公司带来更大经济回报。

虽然都希望成为一线治疗药物，但绝大多数抗癌药都没有这个实力，泰瑞沙做到了。

（二）

那泰瑞沙靠什么样的数据成为一线治疗药物？又有什么问题值得患者考虑呢？

FDA 的决定主要依据了 2017 年公布的，代号为 FLAURA 的临床试验结果。在这个 500 多名患者（60% 以上都是亚裔）参加的 3 期大型双盲临床试验中，有 EGFR 敏感突变的新诊断肺癌患者被平均分为两组，一组接受目前的一线标准治疗药物易瑞沙或特罗凯，一组接受泰瑞沙。

结果泰瑞沙完胜！

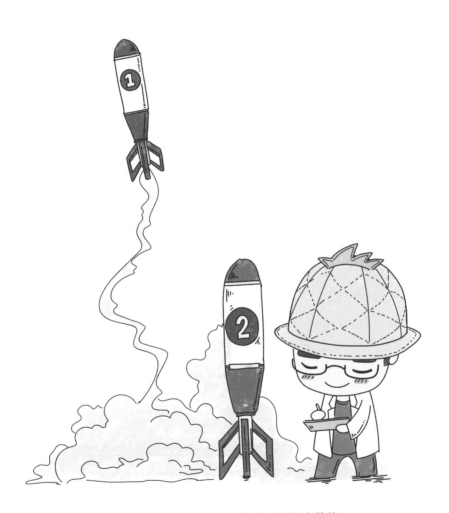

三代靶向药泰瑞沙有望变成一线治疗药物

中位无进展生存时间：泰瑞沙18.9个月，标准疗法的一代靶向药物10.2个月，提高了整整8.7个月。图7为泰瑞沙（奥希替尼）与一代靶向药物无进展生存曲线对比。

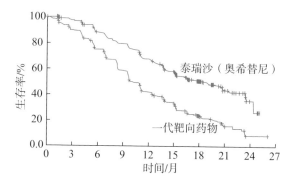

图7　泰瑞沙（奥希替尼）与一代靶向药物无进展生存曲线的对比

（无进展生存时间：肿瘤疾病患者从接受治疗开始，至观察到疾病进展或者发生因为任何原因的死亡之间的这段时间。）

中位持续缓解时间：泰瑞沙17.2个月，标准疗法的一代靶向药物8.5个月。

（持续缓解时间：从药物起效（肿瘤缩小）到肿瘤开始耐药，再次生长的时间。）

客观缓解率：泰瑞沙80%，标准疗法的一代靶向药物76%。

（客观缓解率：肿瘤显著缩小的患者比例。）

显著副作用发生比例：泰瑞沙34%，标准疗法的一代靶向药物45%。

（显著副作用：对患者生活可能有一定影响，可能需要治疗干预。泰瑞沙副作用和一代靶向药物类似，主要是皮疹、腹泻等。）

4：0！

毫无疑问，泰瑞沙比一代靶向药物更优。疗效更好，显著副作用更少，整体降低了54%的疾病进展或死亡风险！正因为效果显著，临床试验的核心数据被发表在了权威的《新英格兰医学杂志》上（图8）。

The NEW ENGLAND JOURNAL *of* MEDICINE

ORIGINAL ARTICLE

Osimertinib in Untreated *EGFR*-Mutated Advanced Non–Small-Cell Lung Cancer

J.-C. Soria, Y. Ohe, J. Vansteenkiste, T. Reungwetwattana, B. Chewaskulyong,
K.H. Lee, A. Dechaphunkul, F. Imamura, N. Nogami, T. Kurata, I. Okamoto,
C. Zhou, B.C. Cho, Y. Cheng, E.K. Cho, P.J. Voon, D. Planchard, W.-C. Su,
J.E. Gray, S.-M. Lee, R. Hodge, M. Marotti, Y. Rukazenkov,
and S.S. Ramalingam, for the FLAURA Investigators*

图 8　奥希替尼（泰瑞沙）临床试验研究报告

同时，奥希替尼（泰瑞沙）作为一线治疗药物也已经写入最新的《2018 版
NCCN 非小细胞肺癌指南》中（图 9）。

NCCN Guidelines Version 2.2018
Non-Small Cell Lung Cancer
NCCN Evidence Blocks™

NCCN Guidelines index
Table of Contents
Discussion

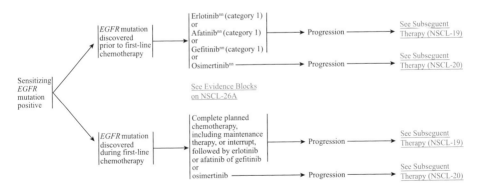

图 9　2018 版 NCCN 非小细胞肺癌指南

（三）

有一个特别重要的数据我想强调一下，那就是无论一线药物，还是二线药物，泰瑞沙对脑转移的患者依然有效。

这太重要了！

EGFR 突变肺癌患者，疾病发展过程中一半左右的病例都会发生脑转移，比没有 EGFR 突变的患者比例高。以往，这些患者没有什么好办法，通常只有放疗或手术的选项，而且很不幸的是，一代 EGFR 靶向药物，绝大多数会被血脑屏障挡在外面，进入大脑的比例很低。所以，对于发生脑转移的患者，治疗效果受到了限制，影响了患者生活质量和生存时间。

但在早期试验中，科学家发现泰瑞沙可以更好地突破血脑屏障，因为对脑转移肿瘤也能起效，大家一直很期待大规模试验能证明它对脑转移患者的疗效。

很幸运，事实确实如此！

面对脑转移患者，一线治疗用泰瑞沙，中位无进展生存达到了 15.2 个月，而一代靶向药物是 9.6 个月。图 10 为泰瑞沙（奥希替尼）与一代靶向药物无进展生存曲线（有脑转移）的对比。

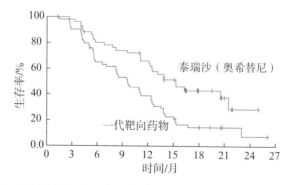

图 10　泰瑞沙（奥希替尼）与一代靶向药物无进展生存曲线（有脑转移）的对比

作为二线治疗的时候，泰瑞沙效果依然不错，中位无进展生存是 8.5 个月，而化疗组仅有 4.2 个月。

目前很多专家的共识是，如果在诊断的时候就已经发现脑转移，那么一开始就使用泰瑞沙，控制脑转移肿瘤生长，是更好的选择。

还有一个无法规避的问题：可能还有人会问，泰瑞沙能缩小肿瘤，防止进展，但真的能让患者活得更久吗？

这部分的数据目前还在收集中，但我认为最终的结果应该是积极的。因为从总生存率的曲线趋势来看，应该是的，泰瑞沙和对照组（一代靶向药物）已经明显分开，泰瑞沙领先趋势明显（图 11）。

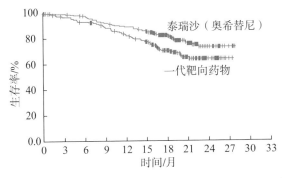

图 11　泰瑞沙（奥希替尼）与一代靶向药物总生存率曲线的对比

（四）

泰瑞沙获批进入一线治疗，给 EGFR 突变肺癌患者提供了新的选择。但我不认为泰瑞沙会彻底取代其他药物。这里面有科学上的考虑，也有经济上的考虑。

现在中国新诊断患者至少有 5 个 EGFR 靶向药物可以选：一代的易瑞沙、特罗凯、凯美纳，二代的吉泰瑞，三代的泰瑞沙。这些药物和化疗药物一起，会长期共存，供大家选择。

到底怎么选，按照什么顺序用，给医生和患者提出了新的挑战。结合目前证据和患者经济情况等，可能的一些选择是：

- 先用一代或二代，耐药后用三代或其他药物。
- 直接用三代，耐药后用其他药物。
- 直接用化疗。

......

目前临床试验正在仔细比较直接使用泰瑞沙与先使用一代药物（比如易瑞沙）耐药后再使用泰瑞沙。看看哪种效果更好，在哪种情况下，患者的总生存时间和生活质量能最大化。

下一步研究的重中之重，是泰瑞沙的耐药机制。

以往，当用一线靶向药物的时候，很多人会发生新的 T790M 突变，从而耐药。这时候泰瑞沙作为二线药物效果很好。但如果泰瑞沙直接用于一线治疗，肿瘤不会再出现 T790M 突变，那么它的耐药机制会是什么？大家怎么办？

这个问题是目前最热门的科研方向之一。相信伴随越来越多初诊患者使用泰瑞沙，数据的积累会帮助我们尽快找到答案。

在我的前两本书《癌症·真相：医生也在读》和《癌症·新知：科学终结恐慌》中，有更多关于 EGFR 突变肺癌治疗选择的信息，欢迎大家查看。作为科学家，最大的梦想就是通过开发和合理使用新药，让 EGFR 突变的肺癌患者活得更久、活得更好，最终，把这种肿瘤变成可控慢性病。

小结

- 三代靶向药物可以直接一线使用，而不一定等到耐药。
- 一线使用时，泰瑞沙比一代靶向药物更优，疗效更好，显著副作用更少。
- 泰瑞沙能突破血脑屏障，对脑转移肿瘤也能起效。

《癌症·真相：医生也在读》　　《癌症·新知：科学终结恐慌》

ALK 融合突变肺癌

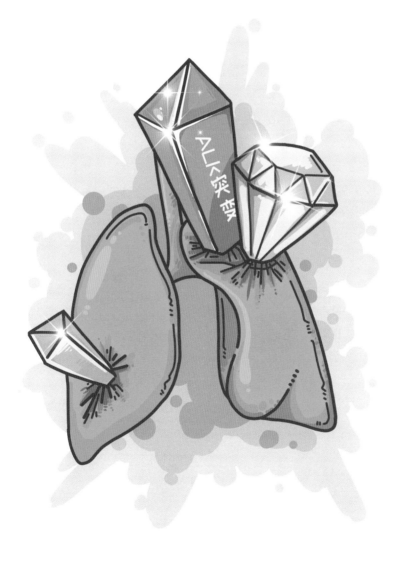

（一）

前面我们聊了 EGFR 突变肺癌，现在咱们聊 ALK 融合突变肺癌的治疗。

ALK 融合突变在坊间又被称为"钻石突变"，主要是两层意思，一是指它突变比例低。二是指它用靶向药物后，生存时间长，目前平均已经超过 4 年。

在中国人的肺癌中，整体来看 5% 左右有 ALK 融合突变。与 EGFR 很类似，ALK 突变在不吸烟患者中比例要大很多，10%~15% 的不吸烟肺癌患者有 ALK 突变。

那怎么才能知道患者是否是 ALK 突变呢？

需要取肿瘤样品进行基因检测。取样方法众多，主要是手术、穿刺，或是从胸水和血液中取样等。检测 ALK 突变的 3 种最常见手段：荧光原位杂交 (fluorescence in situ hybridization, FISH)、聚合酶链式反应 (polymerase chain reaction, PCR) 和免疫组化（immunohistochemistry, IHC）。

这些名字不重要，大家只需要知道，不同肿瘤医院可能会使用不同的技术来进行 ALK 突变检测，而这 3 种手段各有利弊，准确率都不是 100%，最好能用两种以上方法确认。

如果确定是 ALK 融合突变，那么就应该优先考虑使用 ALK 靶向药物。比如已经在中国上市的"克唑替尼"。

ALK 融合突变基因，相当于一条传递生长信号的高速路，持续推动着癌细胞的快速生长。而 ALK 靶向药物就像路障，专门封堵这条高速路。没了生长信号，癌细胞就被"饿死了"。

关于克唑替尼起效的机制，简单画个图比较好理解（图 12）：

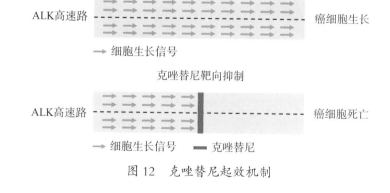

图 12　克唑替尼起效机制

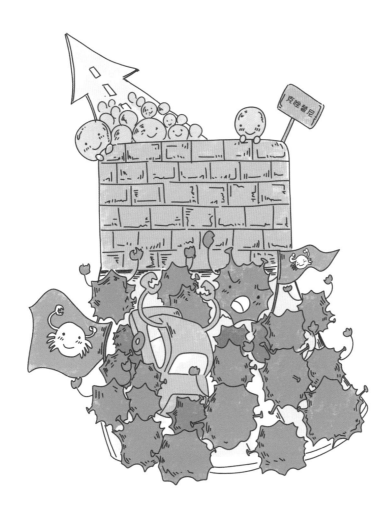

靶向药物克唑替尼阻挡了 ALK 生长信号

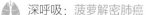

克唑替尼 2011 年在美国上市，2013 年在中国上市，专门用于治疗有 ALK 突变的肺癌，效果很不错。我亲眼见过好几位患者在用药短短两三天后，症状就明显缓解。

在临床实验中，克唑替尼对 74% 的 ALK 突变肺癌患者有效，84% 的患者存活时间超过 1 年。更重要的是，在以前确诊后首先使用了化疗，目前在肿瘤已经对化疗产生抗药性的肺癌患者中，如果确认 ALK 突变，仍然有 65% 的患者对克唑替尼响应。相反，如果这些患者继续使用化疗，只有 20% 的患者获益。

所以毫无疑问，对于 ALK 突变患者，靶向药物是比化疗药物更好的选择。

（二）

与 EGFR 靶向药物一样，克唑替尼面临耐药性问题，患者通常使用 1 年左右会出现。原因是多种多样的，但通常是出现了新的基因突变。

其中大约 1/3 是 ALK 基因又出现了新的突变，药物无法抑制 ALK 了，而 2/3 的情况，是别的基因出现了突变，这时药物虽然依然对 ALK 突变有效，但是癌细胞不再需要 ALK，而是找到了新的方法来帮助自己生长。

这时怎么办？

面对 ALK 发生新突变而产生耐药的情况，药厂开发了新一代靶向药。二代 ALK 药物已经在欧美上市，中国的临床试验也正在积极进行中。

其中，二代药色瑞替尼于 2014 年在美国上市。临床试验中，对克唑替尼耐药的患者里面，色瑞替尼能让 50%~60% 患者肿瘤再次缩小。另一个 ALK 二代药物艾乐替尼，效果也不错。目前已经公布的结果表明，针对克唑替尼耐药的 ALK 突变患者，这两个二代药物的效果是类似的，大家如果能用到其中一个，应该都可以。

最新临床数据还表明，这些二代靶向药物不仅能用于耐药患者，也可以考虑成为患者首选的一线药物，治疗新发肺癌患者，这方面的研究和选择值得关注。

ALK 患者是不幸中的万幸，因为除了克唑替尼、色瑞替尼和艾乐替尼，还有其他至少 4 个二代和三代 ALK 靶向药物可供选择。这些新一代药物对很多耐药突变有效，给患者带来了更多选择。

表 2 是一个简单总结。

表 2　ALK 靶向药物

ALK 靶向药物	克唑替尼（Crizotinib）	色瑞替尼（Ceritinib）	艾乐替尼（Alectinib）	Brigatinib	Entrctinib	Ensartinib	Lorlatinib
能针对的 ALK 新突变	L1198F	I1171T/N L1196M S1206C/Y G1269A/S	L1152P/R C1156Y/T F1174L/V L1196M S1206C/Y G1269A/S	I1151Tins L1152P/R C1156Y/T F1174L/V L1196M G1269A/S	C1156Y/T L1196M	C1156Y/T L1196M	I1151Tins L1152P/R C1156Y/T F1174L/V L1196M G1269A/S G1202R S1206C/Y E1210K
几代药物	一代	二代	二代	二代	二代	二代	三代

从表 2 可以看出，不同的新一代 ALK 靶向药，对不同 ALK 耐药突变效果是有差别的，因此，克唑替尼耐药后，对 ALK 基因进行"二次测序"，看是否出现了新突变，是哪种新突变，非常重要！只有这样，才能选择成功概率最高的下一步药物。

（三）

上面讲的这些新一代靶向药物，都是用于因 ALK 发生新突变而耐药的情况，但这种情况只占 1/3。更多的时候，克唑替尼耐药患者的 ALK 本身并没有变化，耐药另有原因。其中最常见的，就是癌细胞抛弃了 ALK，而使用了新的信号通路。

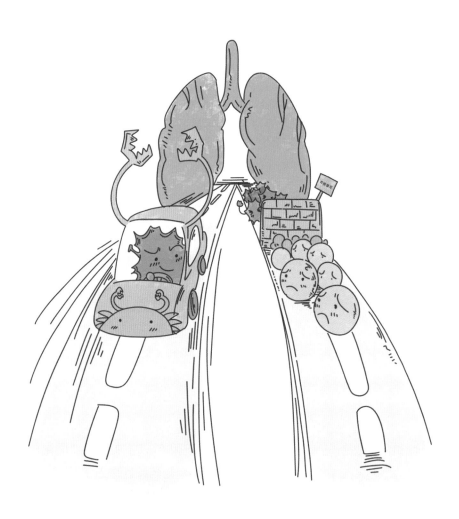

癌细胞通过激发别的信号通路躲避靶向药物的控制

如图 13 所示：

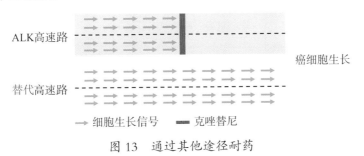

ALK高速路

癌细胞生长

替代高速路

→ 细胞生长信号　■ 克唑替尼

图 13　通过其他途径耐药

癌细胞说，既然 ALK 高速路不通，那就再修一条别的高速路，绕道而行。三环堵车，咱们就走四环。

常见的替代高速路，包括 EGFR、HER2、MET、PI3K 等。遇到这种情况，指望新一代的 ALK 靶向药物就不行了。这时候，需要的是针对替代通路的靶向药物。

大家可能知道，网上盛传一种"靶向药物轮换疗法"，也就是轮流吃不同的靶向药物，据说能更好地控制肿瘤生长，避免耐药。

很多人问我怎么看。其实它有一定的道理，就是因为存在上面讲的这种"替代高速路"。当使用一种靶向药的时候，肿瘤细胞很可能会开发新的通路，这时候，如果正好换一个针对新通路的靶向药，确实可能有效果，可能延缓耐药发生。

但现在的问题是，绝大多数人轮换靶向药物是盲目的。在 ALK 突变肺癌的例子中，EGFR、HER2、MET、MEK、PI3K 都有可能被激活，选针对哪一个的靶向药物呢？很多人完全是盲试，有的有效，多数无效。这样很危险，因为一旦选错，堵错了高速路，那就是浪费钱和时间了。

所以，我支持靶向药物的组合使用，或者轮换使用。但不支持盲试。最好的办法，是通过多次检测，发现耐药的癌细胞到底用了哪一条替代高速路，从而对症下药。

知己知彼，才能百战百胜。

最后，附上两张供大家参考的治疗流程图（图 14、图 15）。

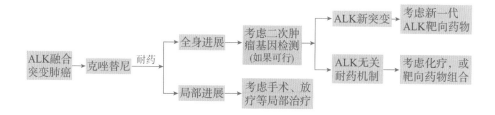

图 14　新诊断 ALK 突变肺癌治疗参考流程图

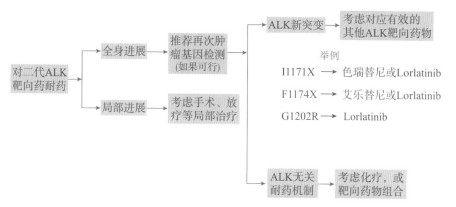

图 15　二代 ALK 靶向药耐药后治疗参考流程图

图 14、图 15 引自：

LIN J J,RIELY G J,SHAW A T. Targeting ALK: Precision Medicine Takes on Drug Resistance[J]. Cancer Discovery,2017,7(2):137-155.

小结

- ALK 基因融合突变的非小细胞肺癌生长依赖这个信号通路。
- 克唑替尼等 ALK 靶向药物对携带突变的患者效果不错。
- 一代药物耐药患者可以考虑二代、三代 ALK 靶向药物或其他治疗手段。

免疫治疗 123

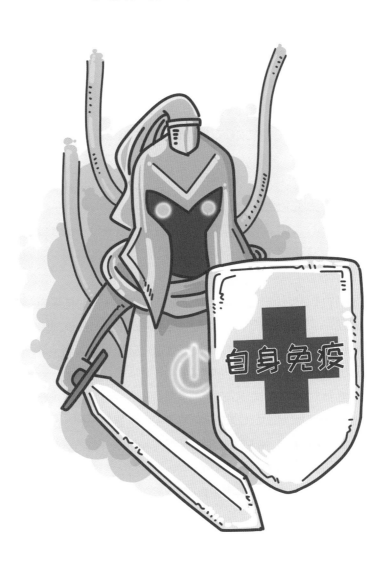

（一）

现在要谈癌症治疗，必然离不开的话题就是免疫疗法。

这个话题太重要了，一章肯定是说不完的。咱们今天先聊聊肺癌免疫疗法的一些基本信息。后面再展开谈更多的细节，包括免疫药物用于防止肿瘤复发、新型免疫组合疗法等。

什么是肺癌的免疫治疗？

从 100 多年前的"科利毒素"开始，免疫治疗已经有很长历史，形式也是多种多样。最广义来说，任何能影响免疫系统功能的疗法都是免疫治疗。目前发现所谓的化疗、放疗、靶向药物治疗，很多也都能影响免疫系统，从某种意义上说，它们也是免疫药物。

现在社会上乱七八糟的东西都把自己包装成了免疫疗法，给患者带来极大困惑：肺癌治疗中，到底什么样的免疫疗法有效呢？

对科学家来说，这个问题比较复杂，但对于大众来说，很简单，目前有效的肺癌的免疫治疗，就是免疫检验点抑制剂，包括 PD-1 抑制剂、PD-L1 抑制剂、CTLA4 抑制剂等。

这类免疫疗法通过药物激活人体自身免疫系统，从而对抗癌症，因此被称为"主动免疫疗法"。市面上还有另一大类免疫疗法，是通过从外部输入大量免疫细胞来对抗癌症，比如 CAR-T、TCR-T 等，它们被称为"被动免疫疗法"。目前，没有证据证明被动免疫疗法对治疗肺癌有效。

目前欧美针对肺癌批准上市的免疫药物有三种：PD-1 抑制剂纳武单抗（nivolumab，也称 Opdivo 或 O 药）、PD-1 抑制剂派姆单抗（pembrolizumab，也称 Keytruda 或 K 药）和 PD-L1 抑制剂阿特珠单抗（atezolizumab，也称 Tecentriq 或 T 药）。

除了它们三个，美国和中国都还有好几个类似的免疫药物正在临床开发，值得关注。

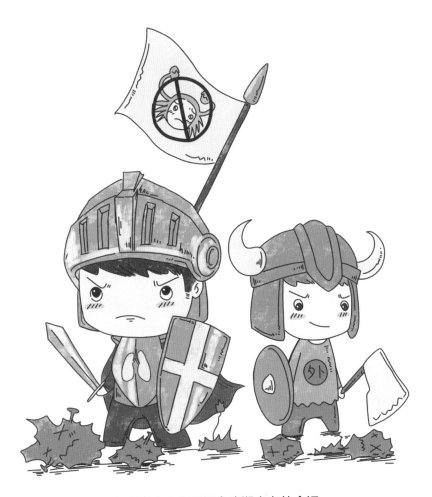

免疫治疗改变了很多晚期患者的命运

（二）

免疫检验点抑制剂在肺癌中效果如何？

这个用两张图来展示比较清楚（图 16、图 17）。

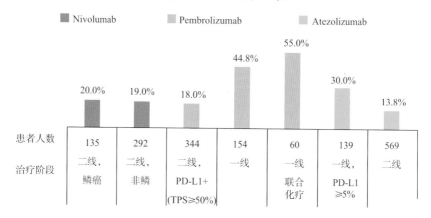

图 16　非小细胞肺癌整体缓解率

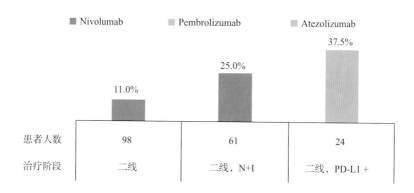

图 17　小细胞肺癌整体缓解率

整体看来，无论是非小细胞肺癌还是小细胞肺癌，使用免疫疗法后，10%~20% 患者的肿瘤会显著缩小。

由于这个响应率看起来不够高，因此科学家一直在寻找"生物标记物"，来预测哪些患者更可能从免疫疗法中受益，目前有一些初步进展。

比如，整体来说，如果肿瘤组织的 PD-L1 蛋白表达越高，响应率就会越高。

在临床试验中，如果一位患者超过 50% 的肿瘤细胞都表达 PD-L1，那么

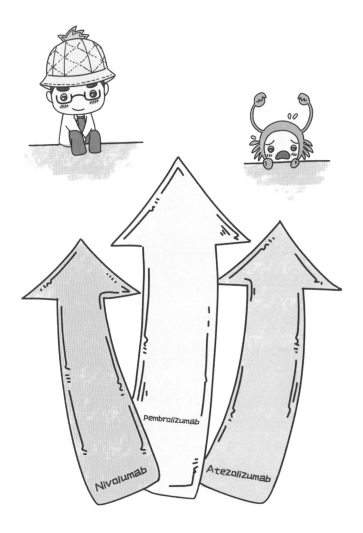

PD-1/PD-L1 类免疫药物提高了肺癌患者生存率

他／她的肿瘤有近 50% 机会缩小。对于这些患者，免疫疗法从各方面都明显强于化疗。

最近还发现，如果癌细胞的肿瘤突变负荷高（DNA 突变数量多），那么免疫疗法效果更好。

比如，在对化疗耐药的小细胞肺癌中，Nivolumab 的整体有效率是 11%，但如果是肿瘤突变负荷高的患者，那么有效率是 21%，几乎翻了一番。

这还没完，如果用 Nivolumab 配合另一个免疫药物 Yervoy（伊匹单抗，俗称 Y 药），那么在肿瘤突变负荷高的小细胞肺癌患者里，有效率会高达 46%！

有证据显示，如果 PD-L1 表达量和肿瘤突变负荷这两个生物标记物都高，那么响应免疫疗法的可能性还会进一步提高。

（三）

前面我们介绍了肺癌基因突变和靶向药物。那么大家自然要问，EGFR 突变或 ALK 融合突变肺癌患者也可以用免疫疗法吗？

目前的答案是"不推荐"。

根据目前已有的研究数据，无论是 PD-1 抑制剂还是 PD-L1 抑制剂，免疫治疗在 EGFR 突变患者中整体效果不佳，ALK 突变患者看起来也不太好，但数据太少，现在还不好下结论。

对于 EGFR 和 ALK 突变患者，一线治疗目前仍然推荐使用靶向药物。但最终耐药以后能否选择免疫药物，目前没有定论。

免疫疗法受到大家推崇，一方面是对部分晚期患者有很好的疗效，另一方面是毒副作用相对化疗来说比较可控。

但"是药三分毒"，这句话对免疫疗法依然适用。

大家过分关注免疫疗法的效果，忽略了它的安全性问题。诚然，免疫疗法的副作用相对比较小，但不代表没有，对于某些患者，可能非常严重，比如肺炎、结肠炎、肝炎、胰腺炎、皮疹、甲状腺异常等，还包括危险性极高的致死性心肌炎、急性间质性肺炎及急性呼吸窘迫综合征等。在临床试验中，甚至有人因为副作用

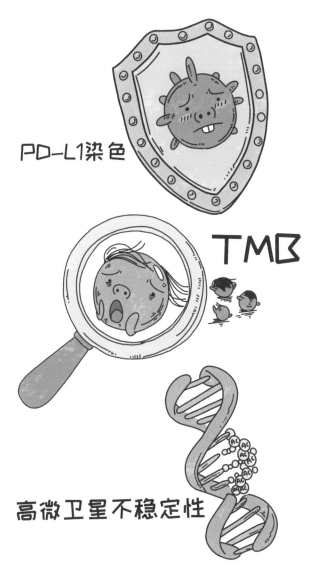

PD-L1染色

TMB

高微卫星不稳定性

PD-L1 阳性，高肿瘤突变负荷，高微卫星不稳定性（MSI-H）

而去世。

随着免疫疗法的广泛使用，另一个意想不到的副作用开始浮出水面：小部分患者接受免疫治疗后，肿瘤不仅没缩小，还出现了加速进展，肿瘤生长速度达到治疗前的两倍以上！

最近还有个不幸的发现，是 PD-1 免疫药物加上 EGFR 靶向药物能产生意想不到的严重副作用，好几位尝试的患者因此丧命。

这些不幸都给医生和患者敲响了警钟：我们对免疫疗法还不够了解，它能帮助很多人，但它不是所有人的救命稻草。因此，大家不能盲目尝试免疫疗法，必须在有经验医生的指导下使用。对于身体状态不好的患者，或者年龄较大的患者，要尤其小心，随时监控毒副作用。如果发生了严重副作用，患者可能需要停止治疗并且接受大剂量的皮质类固醇来抑制免疫系统。

（四）

与靶向疗法和化疗相比，免疫疗法最大的优势之一，就是疗效可能具有持久性。很多人因此误解，免疫疗法不会出现耐药性。

这是不对的。免疫疗法的耐药性也是很大的问题，是研究的最前沿热点。

和靶向药物很类似，免疫治疗的耐药也可以分两大类：

1. 原发性耐药。肿瘤对免疫疗法毫无反应，甚至变得更糟糕。

2. 获得性耐药。肿瘤本来响应免疫疗法，但一段时间后，由于肿瘤细胞发生改变，再次躲避免疫系统追杀，出现复发。

对抗这两种耐药，策略是不同的。

对原发性耐药，说明癌细胞可能不是单独使用 PD-1 通路来逃脱免疫系统的。我们需要研究这些肿瘤免疫逃逸的其他分子机制。如果能找到，就能给这些患者带来新的药物。对获得性耐药，则需要对比肿瘤在治疗前和治疗后发生了什么变化。肿瘤一开始有响应，说明走对路了，但癌细胞是进化大师，会想方设法改变自己，适应新环境，包括新的免疫系统。通过了解肿瘤如何逃避本来有效的免疫攻击，就能开发出新的药物，或者使用新的组合疗法。

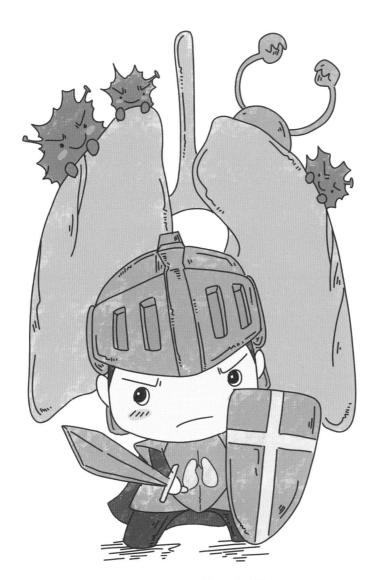

免疫药物也可能遇到耐药

总之，免疫治疗作为新兴疗法，给我们带来了很多新希望，但它在肺癌临床实践中还有很多"未解之谜"，需要更多研究。希望随着数据的不断丰富，大家能一起解开更多的免疫治疗的"谜题"。

小结

● 免疫治疗分为主动免疫和被动免疫两类，目前肺癌免疫治疗属于主动免疫治疗。

● 免疫疗法整体有效率为 10%~20%，具有高肿瘤突变负荷、PD-L1 阳性等特性的患者响应率更高。

● EGFR 突变和 ALK 融合突变肺癌患者不推荐使用 PD1 免疫疗法。

免疫辅助治疗防复发

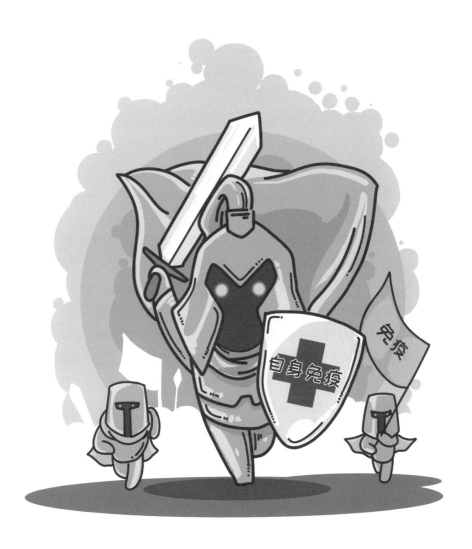

（一）

对于中期，甚至早期肺癌患者来说，第一担心的，是最开始的治疗效果如何。如果治疗效果不错，第二担心的，就是如何降低疾病进展或者复发的风险。

要降低复发风险，最重要的，就是消灭或者控制体内残余的癌细胞，尽量减少它们兴风作浪的可能性。免疫系统是最适合干这件事儿的。大量研究都证明，免疫系统可以控制或清除癌细胞，实现临床治愈或长期与癌共存。

我们一直都知道，健康的生活方式，包括戒烟戒酒、均衡饮食、定期锻炼等，能降低癌症发病率，对于患者来说，也能降低复发率。这其中很重要的原因，就是这样的生活状态下，免疫系统能力最强。

如果强大的免疫系统是健康生活抗癌的重要原因，那么直接用免疫药物呢？

自从 PD-1 抑制剂、PD-L1 抑制剂这类免疫药物出现，大家就在猜想，这些免疫药物是不是不仅可以用来治疗癌症，还可以作为"辅佐治疗"，以攻击残余癌细胞，防止肺癌进展和复发。

最近，这个猜想被研究证实了。

在 2017 年的欧洲肿瘤内科学会（European Society for Medical Oncology, ESMO）年会上，阿斯利康公布了一个代号为 PACIFIC（太平洋）的三期临床研究重磅结果：对于无法进行手术切除的局部晚期肺癌患者，PD-L1 免疫药物 Imfinzi 显著延长患者的无疾病进展生存期。

有些肺癌患者，肿瘤有局部扩散，但无法手术切除，于是一般在接受放化疗后，虽然明知有残留癌细胞，明知几个月后就会进展，但没啥好办法，只能按时完成检查身体，等着病情进展。以往有很多临床试验，尝试各种方法来延长这些患者的生存期，比如局部化疗的改进、化疗方法的改进、靶向药物的使用，等等。

很遗憾，通通都失败了。

因此，这些患者目前唯一的选择依然就是：干等。

等着佳人赴约，是一种享受。等着病情恶化，是一种折磨。所以几乎所有人都在寻找各种偏方，各类骗局层出不穷。

显然这是个亟待解决的问题。现在，这个糟糕的情况终于要改变了！

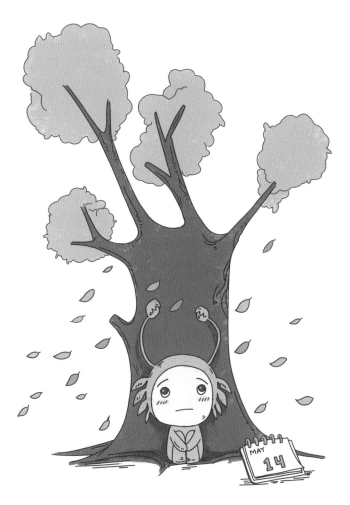

患者干等病情恶化是一种折磨

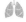

（二）

PD-L1 免疫药物给这些患者带来了新的希望。

如果干等，患者平均无疾病进展生存，也就是肿瘤不进展的生存期，通常是 5~6 个月。但这次的临床试验中，如果患者接受了 PD-L1 免疫治疗，中位无进展生存一下子飙升达到了 16.8 个月，几乎多了一年！

而且免疫治疗没有带来新的副作用！毫无疑问，这是革命性的变化。

正因为这样的结果，很多专家都认为，免疫药物将很快改写 Ⅲ 期肺癌患者的治疗标准和指南。关于这次临床试验的结果，还有 3 个值得一提的点：

- 患者如果不吸烟，免疫药物效果会更好！所以，为了药物更有效，请把烟戒了吧！

- 这些患者在放化疗之后等 2~6 周才进行免疫治疗。这是因为放化疗之后，由于副作用，患者和免疫系统都需要喘口气恢复一下，才能接受新的免疫治疗。

- 有 EGFR 突变的患者，效果不太好。这个现象在其他免疫 PD-1 类药物用于肺癌治疗的时候多次看到。目前认为 EGFR 突变患者的肿瘤逃脱免疫系统监管的机制比较特异。因此，这些患者还是应该重点关注靶向药物，包括一代的易瑞沙、特罗凯、凯美纳，二代的吉泰瑞和三代的泰瑞沙等。

当然，这只是一个临床试验的结果。免疫药物最后能否成为一个真正的 Ⅲ 期肺癌的治疗标准，还需要更多数据，尤其是患者总生存率的数据。让患者生存得更久，永远是抗癌药物的黄金标准。

免疫药物用于防止复发，绝不只是肺癌的事儿，很多别的癌症都有可能从中获益。

比如，PACIFIC 公布结果的同时，另一个 PD-1 药物 nivolumab 也在黑色素瘤中展现了类似的效果。当 nivolumab 用于 Ⅲ~Ⅳ 期黑色素瘤患者手术后的辅助治疗时，显著延缓了疾病复发，70% 的患者 1 年之内没有复发。而且它的副作用比化疗还小。

我相信肺癌也好，黑色素瘤也好，都只是冰山一角。我们正在快速打开免疫疗法的宝盒，越来越多的癌症患者都能从中受益。

小结

● 免疫治疗不仅能用于直接治疗，还能用于预防复发。

● PD-L1 免疫药物 Imfinzi 能有效防止Ⅲ期肺癌复发，中位无进展生存提高了近一年。

● 用免疫疗法防止复发的策略在多种肿瘤类型中都可能有效。

免疫疗法延长寿命

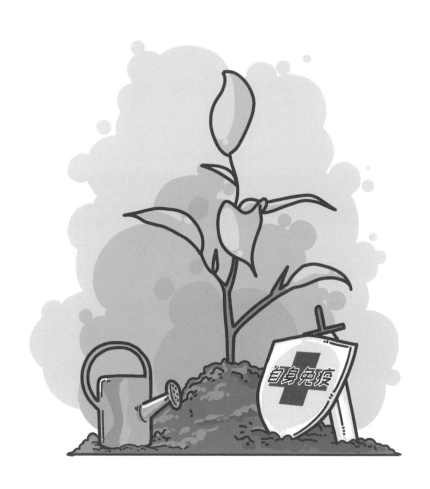

（一）

判断一个抗癌药物是否有效，最黄金的标准是什么？

是能否延长患者的生命，尤其是高质量的生命！

大家都知道，最近几年免疫治疗（包括 PD-1 抑制剂、PD-L1 抑制剂和 CTLA-4 抑制剂）横空出世，给很多癌症患者带来了新希望，包括很多肺癌患者。目前已经有 3 个免疫检查点抑制剂（PD-1 抑制剂 nivolumab、PD-1 抑制剂 pembrolizumab 和 PD-L1 抑制剂 atezolizumab）被批准上市用于治疗肺癌，而且还有上百个各种各样的肺癌免疫治疗药物的临床试验正在进行！

为什么大家这么推崇免疫治疗？

最开始是因为它对部分晚期肺癌患者，包括对各种疗法已经耐药的患者有效！免疫疗法能改善患者症状，能缩小肿瘤，而且副作用更小。

但其实一直以来，大家都有个悬而未决的问题：免疫治疗到底能不能延长患者生命？这个问题非常重要，因为今年初的一项研究发现，在 2008—2012 年间 FDA 批准的 36 个抗癌新药中，高达 18 个（50%）其实都没有能够真正显著延长患者寿命。

很多抗癌药能缩小肿瘤，但并没有让患者活得更久。这样的药显然不够好。

那么免疫治疗药物属于这一类吗？

很幸运，不是的！

免疫治疗如果起效，确实能显著延长患者寿命！

最初的数据来自黑色素瘤患者，这是第一批吃螃蟹的人。长期跟踪发现，免疫治疗药物 CTLA-4 抑制剂（ipilimumab）成功地让一批已经濒临死亡边缘的晚期黑色素瘤患者存活超过了 10 年！对于这些人，我们称他们为"超级幸存者"。

数据显示，如果患者用药 3 年内没有复发，那么就很可能活过 10 年，成为超级幸存者。20% 左右使用 ipilimumab 的晚期黑色素瘤患者，都成为超级幸存者（图 18）。

这就是免疫治疗带来的奇迹。

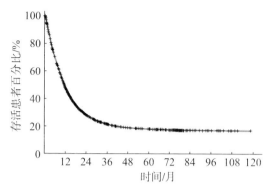

图 18　CTLA4 抑制剂带来超级幸存者的存活百分比

（二）

那么在肺癌中情况如何呢？

最近数据显示，免疫治疗也能显著延长晚期非小细胞肺癌患者的生命！

最近在中国临床肿瘤学会（Chinese Society of Clinical Oncology，CSCO）肿瘤学临床专业会议上，科学家通过对两个 3 期临床试验的汇总分析，发现免疫治疗药物 PD-1 抑制剂 nivolumab 让晚期非小细胞肺癌患者 3 年总生存率升高到 17%，而对照化疗组只有 8%，免疫治疗是传统化疗的两倍以上！

跟踪更久一点情况如何呢？

另一项代号为 CA209-003 的研究发现，使用 nivolumab 的晚期非小细胞肺癌患者，预计 5 年总生存率达 16%，而历史上，这个数字仅仅是 5% 左右。免疫治疗把长期存活患者提高了 3 倍！值得一提的是，长期幸存者中多数在免疫治疗完成后没有再接受任何其他治疗，证明了免疫治疗效果的持续性。

对于这些患者，是否被彻底治愈？现在不好说，因为跟踪时间还不够久。但可以肯定的是，对他们而言，本来致命的晚期肺癌，有望变成可控的慢性病。我相信，随着随访时间越来越长，这其中会出现不少"长期生存者"，甚至出现超过 5 年、10 年的"超级幸存者"。

无独有偶，另一个 PD-1 药物 pembrolizumab 的临床试验也发现，在

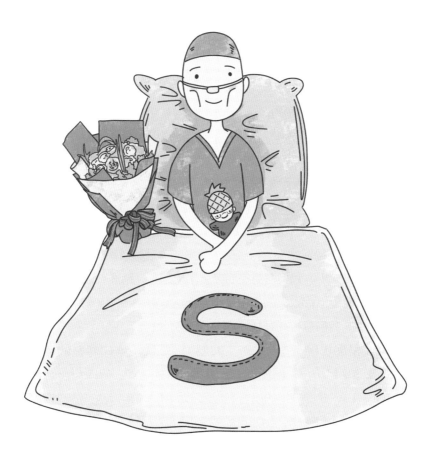

免疫疗法能显著延长患者的生存期

PD-L1 高表达的晚期非小细胞肺癌患者中，免疫组的中位生存期达到 30 个月，而化疗组仅仅是 14.2 个月。免疫治疗把中位生存期延长了超过 1 年！

对于晚期肺癌患者来说，这是非常了不起的成就。

（三）

这个数字还会变得更好！因为肺癌的免疫治疗还在不断被改进。改进主要在两方面：

1. 寻找能预测免疫药物疗效的"生物标志物"（biomarker）；

2. 寻找更好的免疫组合疗法。

目前免疫疗法还不够精准，对肺癌的整体客观缓解率只有 10%~20%。目前科学家面对的挑战，是要找到哪些患者最容易从 PD-1 抑制剂里获益。现在看来有希望的几个生物标志物是 PD-L1 蛋白表达量、肿瘤突变负荷（tumor mutation burden,TMB）、肿瘤新抗原（neoantigen）数量等。

目前有数据显示，整体来看 PD-L1 蛋白表达量高的患者客观缓解率高；肿瘤突变多的患者客观缓解率高；肿瘤新抗原多的客观缓解率高。随着越来越多患者的这几项指标被分析，我相信免疫治疗会用得越来越精准，效果也会越来越好。

另一个提高免疫治疗效果的方向是组合疗法。

抗癌疗法中，我们总是在寻找 1+1>2 的组合机会。

黑色素瘤里面已经证明，PD-1 抑制剂 +CTLA-4 抑制剂的免疫组合疗法，相比单独的任何一个，都能更显著提高患者的客观缓解率和存活率。最近，PD-1 抑制剂 +LAG3 抑制剂的组合，也显示对 PD-1 治疗耐药的肿瘤依然有效。

肺癌里看起来也是一样，比如目前的 PD-1 抑制剂 +IDO 抑制剂、PD-1 抑制剂 + 化疗等组合疗法，都在临床试验中，展示了比单独使用 PD-1 抑制剂更好的效果。

随着新临床试验结果的不断公布，我们肯定会听到越来越多的好消息。

（四）

我经常说，真正好的抗癌药，不仅要让患者活得长，还要让他／她活得好！

与传统化疗相比，免疫治疗在提高疗效的同时，也减少了毒性。在目前所有公布的临床试验结果中，免疫药物的严重副作用比例都显著低于化疗。

化疗药物杀伤的是所有快速生长的细胞，因此除了癌细胞，还会杀伤体内很多生长快的细胞，尤其是各种干细胞，比如毛囊干细胞、造血干细胞、消化道干细胞等，所以化疗通常会出现脱发、白细胞下降、腹泻等副作用。

免疫治疗则不一样。PD-1 抑制剂这类免疫药物是针对免疫系统而不是癌细胞，它们通过增强人体自身免疫功能起作用。免疫治疗最常见的副作用是皮疹、瘙痒，乏力、恶心、食欲下降等，但是绝大多数情况下，这些副作用都是可控的，多数患者不需要停药。所以整体而言，与传统治疗相比，免疫治疗能为患者带来更好的生活质量。

当然，凡事没有绝对。还是有少数患者会发生比较严重的副作用，甚至有的患者需要中断治疗，因此免疫治疗必须严格在医生指导下进行。

总之，如果起效，免疫治疗能延长患者寿命，也能带来更好的生活质量。随着科学的发展，有理由期待更多患者会从这种新型治疗方法中获益，越来越多的肺癌会被变为慢性病。

小结

- 免疫疗法能带来超级幸存者，第一批尝试的患者中有的已经无癌生存超过 10 年。
- PD1 免疫疗法让晚期非小细胞肺癌患者 3 年总生存率升高到 17%，是化疗的 3 倍。
- 组合疗法和生物标记物指导下用药能进一步提高免疫疗法有效率。

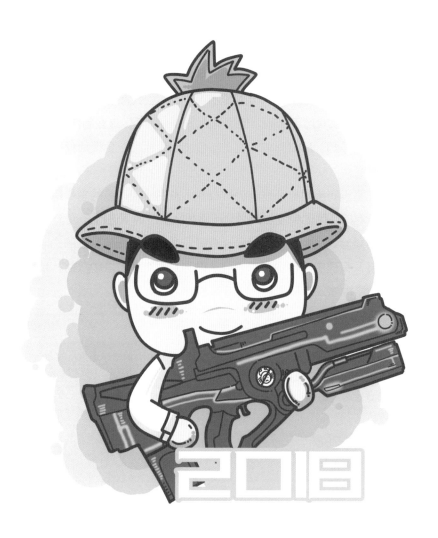
最值得关注的前沿进展

2018

前面我们已经聊了很多肺癌的治疗，包括化疗、放疗、靶向药物、免疫药物等。那么除了这些，关于肺癌的预防和治疗，最近还有哪些最新的前沿进展呢？

1. 抗炎药物预防肺癌

纵观科学史，你会发现很多的重大突破，其实都是无心插柳，比如青霉素，就是因为做完实验忘记洗盘子搞出来的。搞科研，不仅需要智慧，还需要运气。

近几年最神奇的意外，我觉得当属诺华测试一款针对心血管疾病的新型抗炎药物 ACZ885 的时候，意外发现它居然有个显著副作用：大幅降低肺癌发生率和死亡风险！

ACZ885 是一种抑制细胞因子蛋白 IL-1β 的靶向药物。IL-1β 是一个重要的调节免疫系统的蛋白，活性过高的话，可能导致动脉粥样硬化等心血管问题。所以科学家想用 ACZ885 来阻止 IL-1β 活性，抑制炎症发生，从而改善患者的心血管状况。

为了验证这个猜想，诺华在 3 期临床试验中招募了超过 10 000 名患者！可谓下了血本。幸好，结果不错，在这项公司研发史上规模巨大、持续时间长久的临床试验中，研究人员们发现与对照组相比，使用 ACZ885 的患者心脏病发作的相对风险下降了 24%，心血管死亡风险下降了 10%。这当然是好消息，说明药物有效。

但还有彩蛋！

研究人员们在分析结果的时候，意外发现服用新药的患者，肺癌发病率居然大幅下降！

使用高剂量药物的患者，肺癌发病率下降了 67%，低剂量组的发病率下降了 39%。整体来看，使用新药的人，肺癌死亡率竟然下降了 77%！

这简直是最让人欣喜的副作用！

目前对于 ACZ885 防癌背后的机制还不明确，主流猜想认为 IL-1β 不仅引发心血管问题，还能诱导癌细胞的生长和转移，因此抑制它的药物也能防癌抗癌。由于这是意外发现，无法作为证据直接用于上市申请，因此药厂已经递交申请，正式启动专门评估药物预防肺癌风险的 3 期临床试验。

如果成功，将是癌症预防史上的里程碑事件！

非常值得期待！

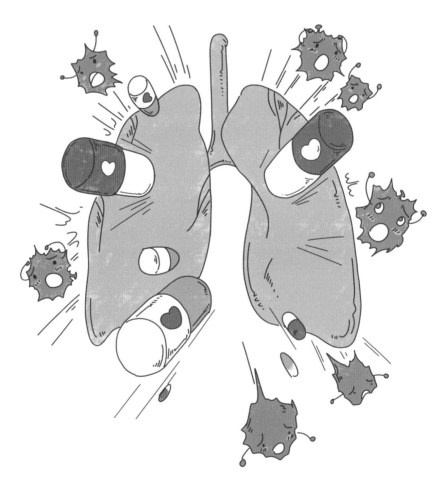

心血管药物意外被发现可能降低肺癌发病率

2. BRAF 突变肺癌治疗

非小细胞肺癌中通常检测的突变是 EGFR、ALK、ROS1 等，主要是因为它们有对应的靶向药物。对于其他肺癌突变，知道了也没有好的针对性疗法，价值很有限。

BRAF 突变就曾经是这样没啥价值的突变。

科学家早就知道，部分非小细胞肺癌患者携带一种特定的 BRAF V600E 突变，也就是 BRAF 基因的第 600 个氨基酸，从 V 变成了 E。但一直以来，针对它的临床研究一直未能取得突破，虽然有针对 BRAF 的靶向药物，但单独使用的时候，效果不佳。

但最近发表于《柳叶刀·肿瘤学》的一项研究发现，当把 BRAF 靶向药达拉非尼（dabrafenib）和另一种靶向药曲美替尼 (trametinib) 组合使用的时候，BRAF V600E 突变的晚期肺癌患者疾病控制率达到 79%！其中 4% 肿瘤几乎完全消失，59% 肿瘤显著缩小，16% 大小稳定。

重要的是，患者的无进展生存期和总生存期都显著延长。

正因为如此，这个靶向药物组合已经被 FDA 批准上市，用于 BRAF 突变肺癌患者的治疗。

由于通常 BRAF 突变不会和 EGFR、ALK 或 ROS1 突变同时出现，因此对于非小细胞肺癌患者，如果确定 EGFR、ALK 和 ROS1 都没有突变，那么 BRAF 就值得检测。当然，如果经济条件允许，也可以考虑一次把肺癌常见基因突变都检测一遍，得到更全面的数据。

3. 三代靶向药物对脑转移肿瘤展现显著效果

针对 EGFR 和 ALK 突变肺癌，都已经出现了第三代靶向药。EGFR 的三代药物泰瑞沙已经上市，ALK 的三代药物劳拉替尼（lorlatinib）也已经在临床展现了良好效果，预计很快就会上市。

这两个三代药物有两个共同特点：

（1）对于不少对一代靶向药物耐药的患者有效；

（2）对脑转移的患者效果显著。

第 2 点太重要了！

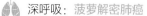

因为无论 EGFR 突变肺癌，还是 ALK 突变肺癌，不少患者后期都会出现脑转移，严重影响生活质量和生存时间。

不幸的是，一代的靶向药物，无论是 EGFR 的易瑞沙，还是 ALK 的赛可瑞，通过血脑屏障的能力都有限，因此杀伤转移到脑部的癌细胞效果很不好，通常都只能借助放疗，甚至手术来缓解患者症状。

但三代靶向药物出现后，情况改变了！

泰瑞沙和劳拉替尼，这两个新药在设计过程中都考虑到了增加药物入脑能力，就是为了对付脑转移。

临床试验结果让人欣喜。

在临床试验中，EGFR 三代药物泰瑞沙对付脑转移病灶有高达 70% 的客观缓解率（化疗为 31%）。与化疗相比，泰瑞沙可显著延缓脑转移患者无进展生存时间（11.7 个月 vs.5.6 个月）

虽然泰瑞沙主要是在对一代药物耐药的患者中使用，但不少专家都认为，如果在确诊时就伴随脑转移，直接使用泰瑞沙效果应该是更好的选择。

劳拉替尼对付脑转移效果看起来也比早期的 ALK 靶向药物好。

早期临床研究显示，劳拉替尼对脑内病灶客观缓解率可达 50% 左右，这给 ALK 突变患者带来了新希望。

4. 联合免疫治疗显示价值

多个 PD-1 和 PD-L1 抑制剂已经上市用于非小细胞肺癌治疗。但是，效果还不够好，原因是响应人群比例较低。临床试验中，单独使用 PD-1/PD-L1 药物，客观缓解率通常仅仅为 15%~20%，多数患者受益有限。

怎么办呢？

组合疗法。

其实从很早开始，癌症治疗就是组合疗法，比如化疗和放疗结合、手术和化疗结合等。我们的目标就是找到 1+1>2 的机会。

抗癌药物的使用也是组合居多，对于肺癌的化疗，通常就是两种化疗药物组合使用。靶向药物也是如此，前面刚提到，达拉非尼（dabrafenib）和曲美替尼（trametinib）两个靶向药物联合使用，可以治疗 BRAF 突变肺癌。

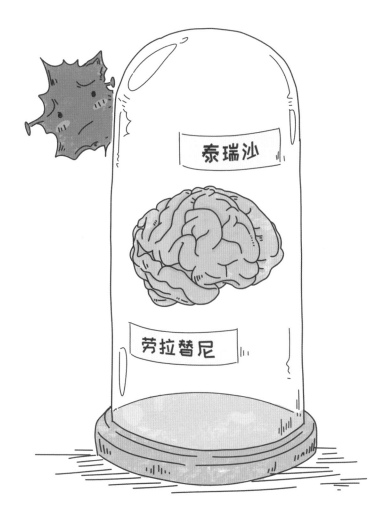

三代靶向药物可能降低脑转移风险

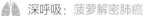

免疫药物当然也可以组合。

现在特别火爆的研究领域，就是 PD-1+X 组合疗法。这里的 X 可以是化疗药物、靶向药物或者免疫药物。

PD-1+ 化疗药物已经显示出成绩，在用于特定亚型肺癌的时候，能有 50% 的客观缓解率，远超单独用 PD-1 或单独用化疗。

大家最感兴趣的是免疫疗法 + 免疫疗法。目前有上百个"PD-1 药物 + 另一种免疫疗法"的试验在进行。

目前已经有一些让人兴奋的苗头。比如，新型免疫药物腺苷 A2a 受体拮抗剂（CPI-444）联合 PD-L1 药物治疗非小细胞肺癌时，疾病控制率达到 71%。新型免疫药物白介素 -10（AM0010）联合 PD-1 药物治疗非小细胞肺癌时，总体客观缓解率为 38.5%，疾病控制率超过 80%。

还有很多……

总而言之，面对肺癌，治疗是越来越精准，办法是越来越多。请大家保持乐观和积极的心态，多多学习，期待奇迹。

小结

- 用于抗炎的靶向药物被意外发现或许能显著降低肺癌发生率。
- BRAF 突变肺癌使用 BRAF 靶向药物和 MEK 靶向药物的组合疗法效果不错。
- 三代 EGFR 靶向药物泰瑞沙和三代 ALK 靶向药物劳拉替尼对脑转移患者效果显著优于以往药物。
- 新型免疫组合疗法有望进一步提高肺癌治疗效果。

辅助篇

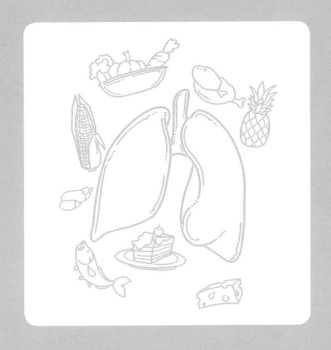

患者营养膳食指南

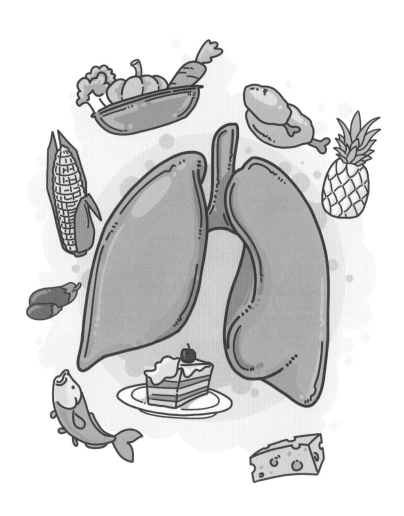

（一）

有一件事儿中美之间差异极大，那就是："癌症患者应该怎么吃？"

中国癌症患者和家属，肯定听到过类似下面的这种说法：

"癌症患者不能吃发物！会引起复发！"

"癌症患者不能吃太好，最好全素，要饿死癌细胞！"

真的是这样吗？

毫无证据。

事实上，像"发物导致癌细胞复发""吃太好会导致癌细胞进展"这类说法，都是我经常讲的典型"直觉思维"。

直觉思维就是大家听起来有道理，因此广泛传播，但其实谁也没有证据证明。

就像微波炉致癌、酸性体质致癌、红薯防癌……全是谣言。

我们真正需要的是"科学思维"，也就是客观数据说话。

那么面对肺癌患者怎么吃这件事儿，数据告诉我们什么呢？

首先，欧美专业营养协会发布的《肿瘤患者营养支持治疗指南》中明确指出："目前没有任何证据表明充足营养摄入能促进肿瘤的生长。"也就是说，大家"为了饿死癌细胞"而啥都不吃，是没必要的。从科学上讲，饿死癌细胞是不可能实现的。

为什么呢？

大家想一想，癌细胞是什么？是细胞中的进化优势品种，具有很多正常细胞都没有的超强能力，比如不断繁殖、拒绝死亡、到处迁移等。

癌细胞确实需要吃东西，但问题是正常细胞也需要吃。癌细胞是进化优势品种，争夺营养物质能力也比正常细胞强。因此，一味限制饮食和营养，在"饿死"癌细胞之前，肯定会先饿死正常细胞。

很多人听说癌细胞喜欢吃糖，因此不吃碳水化合物，听起来不错，但事实上，如果彻底没有糖，最先饿死的，是脑细胞和心脏细胞。大脑 90% 以上的能量来源都是葡萄糖！

面对抢夺能量的癌细胞，患者应该多吃，还是少吃？

美国老百姓很头痛与税务局打交道，想象一下，每时每刻这个家伙都要来抢

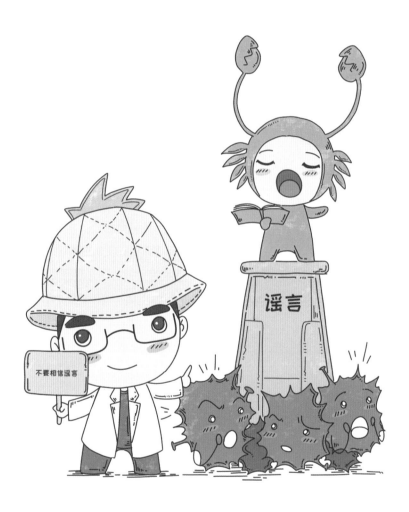

小心周围人带来的各种谣言

大伙儿的工资。那最好的办法，是干脆不发工资，饿死税务局？还是多挣钱，保证被征税以后，大家依然有足够多钱维持正常生活？

面对癌症，类似的道理。我们的目标，不是搞死癌细胞，而是不让癌细胞搞死正常细胞。

因此，正常均衡的饮食，绝对是更靠谱的选择。

不仅如此，均衡的营养对癌症患者的治疗和康复的顺利进行帮助非常大。营养充足，身体好的患者生活质量更高，对化疗、放疗、手术治疗的承受能力增强，治疗效果会更好，恢复也更快。

（二）

中国癌症患者真正需要担心的，不是吃得太好，而是营养不良！

大家一想到中晚期肿瘤患者，画面通常就是消瘦、有气无力、皮包骨头……因为营养不良是恶性肿瘤患者的最常见并发症。

原因是多方面的，可能是肿瘤生长或者治疗影响内分泌，导致没有胃口，另一方面，疾病和治疗引起的某些情况，比如严重口腔溃疡和肠梗阻等，会影响食物摄取。肺癌、肝癌、食管癌、胃癌、肠癌、胰腺癌等患者特别容易出现营养不良。

根据中国抗癌协会、肿瘤营养与支持治疗专业委员会在 2012 年，对国内 2.7 万个癌症患者的跟踪研究发现，近 60% 的肿瘤患者存在中、重度营养不良，其中绝大多数都没有得到营养支持。据估计，大约 20% 的恶性肿瘤患者直接死于营养不良，可以说是"饿死"的。

在美国，营养支持是癌症综合治疗的一个重要组成部分。癌症患者治疗团队中，通常会有专门的营养师提供咨询和建议。而在中国，肿瘤临床营养不太受重视，不仅患者不熟悉，很多医务人员也没有掌握正确的营养知识。例如，2013 年，对国内三级甲等教学医院 3000 多名医务人员的调查发现，大家关于肿瘤营养知识掌握的及格率只有 35%。

所以，今天的结论，第一是营养和饮食对癌症患者的康复非常重要；第二是在癌症患者的营养支持上，咱们还有很多东西需要加油学习。请大家相信科学，不要盲目相信民间的各种传言和偏方。

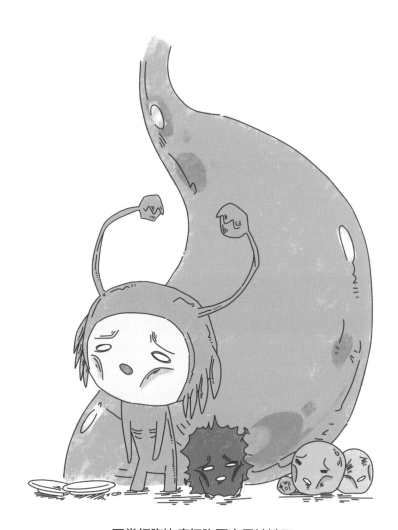

正常细胞比癌细胞更容易被饿死

（三）

理论清楚了，最后还是得落实。癌症患者到底怎样才能吃好呢？今天，就给大家 12 条基本建议：

1. 营养要均衡，不要走极端。规矩太多，这个也不能吃，那个也不能吃；或者觉得人生苦短，无论什么东西，只要吃得下，统统都吃。这两种态度对治疗和康复都是不利的。

2. 忌口不要太严，食谱不要太窄。除非明确过敏或不耐受等情况，肿瘤患者没有哪一种食物是绝对不能吃的。推荐不吃的食物基本上是从食品安全的角度考虑。同时也没有万能的抗癌食物。绝不能只吃某一种"抗癌食物"。

3. 遵循"三多一少"。第一多，是多吃蛋白质和热量丰富的食物，如鱼、蛋、肉、奶；第二多，是主食多吃粗粮，如糙米、全麦馒头、全麦面条、玉米、红薯等；第三多，是多吃色彩丰富的蔬菜水果，每天一斤蔬果；一少，是少吃油炸、烟熏、烧烤、腌制食品以及深加工肉类，如香肠、腊肉等。

4. 推荐少吃多餐（每天 5~6 次，可以考虑 3 次正餐，2~3 次加餐）。如果食欲不佳，可以考虑用肠内营养制剂来替代（一顿不吃就补充 300~500 千卡[①] 的肠内营养制剂），另外，建议每周监测体重，如果体重一个月内下降超过 5%，建议在正餐之外添加补充肠内营养制剂，每天 500 千卡左右或者咨询临床营养师，制定具体方案。

5. 做法多样化。炖、炒、蒸等轮流来。一方面色、香、味俱全，可明显地增进食欲，另一方面又能使营养更加丰富和全面。尽量少用油炸，油炸食物气味比较大，会增加患者恶心呕吐的概率。

6. 制作流质食物。患者经常胃口不好，流质食物既能保证液体摄入，又可以增加一些营养摄入。很多食物都可以做成流质食物。比如不想吃水果的话，可以做成水果奶昔。不太推荐使用榨汁机，因为水果的营养成分不仅仅是果汁，还有果肉里的纤维，推荐用食物搅拌机把果肉和果汁都打到一起。流质食物也可以做得营养很丰富，成为家里自制的肠内营养补充剂，比如可以放蔬菜、水果、坚果、

---

① 1 千卡 =4.186 千焦。

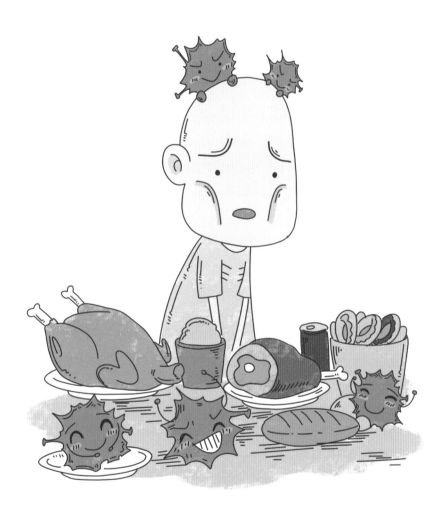

患者的营养支持对抗癌非常重要

牛奶、豆奶、酸奶等；还可以做五谷杂粮糊等。

7. 帮助患者恢复运动。肺癌患者经过手术治疗、化疗、放疗后，几乎都会伴随活动量和食欲同时缩减。家属可以帮助其逐渐恢复活动量，从床上活动到室内活动，再到户外活动。运动量不用大，关键是动起来。运动起来还可以减少肌肉的损失，对治疗和康复都有着积极的作用。

8. 注重食品安全。癌症患者治疗过程中免疫力通常会减弱，更容易被感染，因此一定要避免食物污染。蔬菜水果洗干净、削皮，接触食物的刀、案板，包括手都洗干净。生熟食分开存放和处理；不吃半熟的肉和蛋；不吃未经过巴氏杀菌的乳制品（比如牧场里新挤出来鲜奶）。

9. 谨慎对待保健品。从食物中补充所需维生素，吃维生素补品要谨慎，最好咨询医生，最近有研究发现大量补充抗氧化剂，反而可能增加癌症转移。另外，一些维生素、补品或中药会和治疗的药物有相互作用，会对药效有不利的影响。治疗期间服用任何补品，请务必和医生以及营养师交流。

10. 注意补品安全。如果经济允许，我不反对大家吃一些补品，但是有些常见补品，甚至高大上的补品很危险，要小心。比如最近冬虫夏草被明确指出有重金属中毒风险，加上非常昂贵，效果有限，实在没必要冒险。另外，补品不是药品，不能迷信，更不能用其替代正常饮食或肠内营养剂。

11. 坚持喝水。即使不想吃东西，也要保证水的摄入。如果食欲不太好，可以考虑在餐间饮水，用餐的时候干稀分开，不太容易有饱腹感，可以多吃一些。另外，食欲差的时候，饮水量的一半可以由流质食物或奶制品等来代替。

12. 别忘记专家！如果食欲低下，每一餐吃不到生病前正常饮食的 50%，体重持续下降，请一定考虑咨询医生和临床营养师，评估是否需要管饲（肠内营养）。

上面这些是比较普适的大方向原则，不仅对肺癌患者，其他癌症患者也可以参考。每个人情况不同，请根据自己的状况进行调整。如果不确定的话，还是推荐找优秀的临床营养师给出个性化的建议。

小结

- 饿死癌细胞的想法不靠谱，均衡饮食才是最佳选择。
- 中国癌症患者营养不良问题非常严重，不少患者是饿死的。
- 12 条操作性强的饮食建议能帮助患者吃得更好、更健康。

治疗后的随访

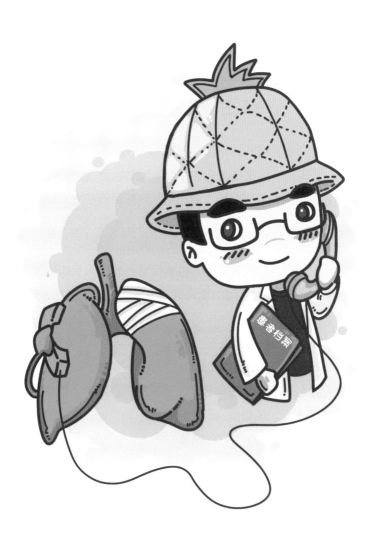

（一）

对癌症患者和家庭来说，随访是和治疗同样重要的问题。可惜，很多人都忽视了随访，从而影响了治疗效果。

美国和中国癌症治疗的最大区别之一，就是随访的依从性。美国由于医疗资源丰富，患者教育到位，随访通常做得很好，医生和患者长期保持沟通，遇到问题就能及时处理掉。但在中国，很多人以为治疗结束就不用再彼此沟通联系了，这是完全错误的。

癌症治疗是个系统和长期工程。

肺癌的复发率较高，因此即使完成治疗，甚至认为被治愈，也需要定期回医院进行常规医学检查。如果身体良好，则可以让大家放心，如果身体或情绪有问题，那随访可以及早发现任何潜在变化，尽早处理，把问题扼杀在萌芽之中。

大家要知道，癌症治疗的副作用可能会延续数月甚至数年，能对患者的身体或情绪产生一定影响，随访时可以核查，并和医生讨论如何处理这些变化。

随访方案的细节因人而异，与癌症类型、治疗方案及患者的整体健康状况有关。一般来说，癌症康复者在治疗结束后的初期，至少每隔 3 个月左右就要回到医生这里做检查，随后检查的频率可以降为 6 个月 1 次或每年 1 次。

（二）

随访应该找什么样的医生？

理想状态下，最好选择你的主治医生，因为他 / 她最熟悉你的病情。

但如果条件不允许（比如身在外地），那也可以就近找信任的专业医生。如果是后者，建议提前找主治医生要一份治疗总结，随访的时候把这份总结带给新的医生，这样可以节省很多时间，避免误会。

建议大家把总结和病历放在一起。这样一来，关于你的治疗的所有关键信息就会一直集中在一处，很方便。

随访需要带哪些资料信息呢？

主要有如下几点：

（1）确诊患癌的日期和年龄。

（2）所患癌症的类型。

（3）癌症分期、分型，基因突变等报告。

（4）所用治疗方案的地点和日期，包括：

- 所有手术细节；
- 放疗的部位和总剂量；
- 化疗药物的名称和剂量；
- 其他药物（靶向、免疫等）的名称和剂量；
- 关键的实验报告，比如 X 线报告、CT 扫描报告、磁共振成像报告等。

（5）生活中需要监测的指标（活动量、饮食等）列表。

（6）参与你的治疗和随访的专家信息。

（7）治疗中或治疗后出现的任何问题。

（8）你所接受的其他护理信息（比如特殊药物的使用、心理辅导或营养补充）。

当你与随访医生会面时，一定要坦诚地告知你遇到的任何身体或心理问题，千万不要隐瞒。大家不要自己判断，任何症状都值得重视。

（三）

随访的时候，应该问医生哪些问题呢？推荐以下一些重要问题：

（1）我应该做哪些随访？随访周期多久？需要找哪些科的医生（肿瘤科？营养科？）

（2）生活中哪些症状是我特别应该注意监测的？

（3）如果出现了这些提到的症状，我应该联系谁？

（4）我可以做些什么来缓解治疗后的疼痛、疲劳或其他问题？

（5）癌症及对癌症的治疗可能给我带来哪些副作用？

（6）我要过多久才能恢复到原来的状态？

（7）我的癌症复发概率多大？我可以做些什么来预防癌症复发？

（8）本地有没有我可以参加的患者互组社区、QQ 群或者微信群？

大家会发现，把这些问题提前写下来会有很大帮助，能显著增加与医生沟通的效率和价值。当与医生见面时，大家可以仔细做笔记或者录下谈话，以便日后参照。

（四）

我强烈推荐大家重视随访，因为它不仅能解决身体上遇到的问题，还能解决心理上的问题。很多患者都说，积极参与随访，参与日常医疗护理和生活方式的决定过程，对他们来说是一种很好的重拾对自身掌控感的办法。每个人都希望尽量掌控自己的生活，做出理性的决定。但这种掌控感，在癌症治疗的过程中通常会消失，大家会觉得很无助。

因此，治疗完成后，继续积极学习防癌抗癌知识，积极做一个和医生互动的伙伴，积极地从真正的专家那里获取帮助，是重新掌握自己命运的开始。

你越积极，治疗和康复的效果就会越好！

小结

- 美国和中国癌症治疗的最大区别之一，就是随访的依从性。
- 随访不及时会降低患者生活质量，乃至生存率。
- 肺癌结束治疗后应该每隔 3~6 个月到主治医生处复查，后面可以每年一次。
- 携带准确资料和问正确的问题很重要。

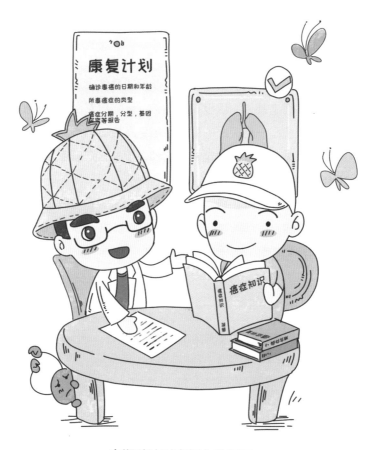

定期随访对康复非常重要

治疗后副作用控制

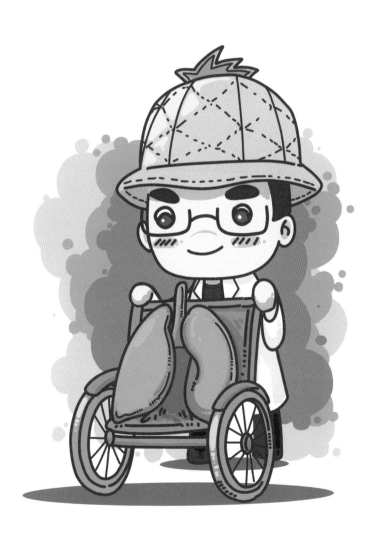

和癌症斗争是个长期任务。即使治疗完毕，甚至治愈后，依然没有彻底结束，因为大家可能会遇到的一个问题：延迟副作用。

肺癌治疗副作用可以分两类：急性副作用和延迟副作用。

急性副作用大家比较熟悉，比如化疗的腹泻、脱发，EGFR 靶向药物的皮疹等，它们通常用药后来得很快，但停药后会消失。还有另一个副作用：延迟副作用。它们在癌症治疗后，可能持续很长时间，又或者治疗后没有立刻出现，而是经年累月才会显现出来。

我反复强调，癌症治疗后的随访非常重要。其中一个重要原因，就是要监控延迟副作用。很多延迟副作用是能够被控制的，如果能在随访过程中及时与医生沟通，进行干预，那对大家身体恢复是大有好处的。

那么肺癌治疗有哪些常见的延迟副作用呢？

肺部问题

接受胸部化疗和放疗有较高肺部损伤的风险，可能引起呼吸短促、喘息、发热、干咳、充血和疲劳等症状。

控制方法：

（1）氧气疗法：如果严重呼吸困难，医生可能建议氧气疗法。最常见是通过鼻插管或通过面罩吸入。在某些情况下，可能使用呼吸机。

（2）锻炼：适当运动可以帮助患者恢复肺部功能。请务必向医生咨询哪些运动是安全合适的。

（3）戒烟：吸烟会显著加重肺部问题，同时要尽量避免二手烟。

（4）服用药物：医生可以开处方药帮助患者在呼吸困难时放松，缓解不适并止痛。比如有些患者会服用类固醇药物。

骨质丢失（骨质疏松）

化疗药物、类固醇药物、激素治疗，或者放疗都有可能引起骨骼变薄变脆。

控制方法：

（1）不抽烟；

（2）少饮酒；

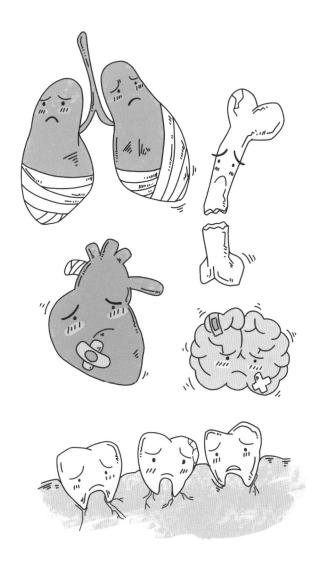

治疗后的延迟副作用需要认真对待

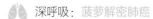

（3）食用富含钙质和维生素 D 的食物；

（4）参加步行、慢跑或者其他负重锻炼。

大脑变化

一些化疗药物和脑部放疗可能导致的大脑延迟副作用，可能的症状包括记忆力减退、计算能力减退、注意力无法集中、反应变慢、性情改变、行动障碍等。

控制方法：如果你有上述症状出现，首先需要通过检查来确定是来自癌症本身还是延迟副作用。如果确定是延迟副作用，可能的对策是：

（1）寻求物理治疗师、职能康复治疗师或者语言治疗师的帮助；

（2）通过药物或手术来帮助缓解症状。

眼睛问题

化疗、激素疗法、免疫疗法和类固醇药物的使用都可能增加白内障的风险。白内障是眼睛中的晶状体出现浑浊的疾病，它可能引起视野模糊、视物蒙眬或者重影，对光线敏感，夜间视力障碍等症状。

另一些化疗药物可能引起干眼症。

控制方法：

（1）如果有患白内障的风险，你需要癌症治疗结束后定期看眼科医生。

（2）如果白内障变得严重，可以通过手术治疗。医生用人工晶状体来代替浑浊的晶状体。患者通常一天内即可出院。

（3）如果患了干眼症，医生会定期开眼药水或者眼药膏。

听力损伤

某些特定的化疗药物（特别是顺铂和高剂量的卡铂），以及高剂量的脑部放疗可能引起听力的损伤。

控制方法：

（1）如果你经历了可能引发听力损伤的癌症治疗方法，结束治疗后你应该至少看一次听力医生。根据治疗方案和治疗用量的不同，看听力医生频率和次数不等。

（2）严格注意听力损伤的征兆。一旦发现听力发生了变化，应立即跟医生沟通。

口腔变化

头颈部的放疗和一些化疗药物可能会导致口腔部位的副作用，包括口干、蛀牙或口腔部位骨质疏松。

控制方法：

（1）看牙医：放疗结束后半年内每 1~2 个月检查一次牙齿。

（2）进行口腔锻炼：在尽可能不痛的情况下，建议进行张嘴闭嘴的运动，20次为 1 组，每天 3 组。

（3）刺激唾液分泌：建议患者随身携带水瓶，随时喝水。也可以通过嚼口香糖（推荐无糖口香糖）来帮助分泌唾液。

（4）护理牙齿和牙龈：坚持每天吃饭后和睡觉前刷牙，使用牙线和含氟（不含酒精）的漱口水。

心脏问题

某些治疗肺癌的药物和胸部放疗可能会导致心脏问题，包括心肌弱化（充血性心力衰竭）、冠状动脉疾病等。

控制方法：

（1）吃有利于心脏健康的饮食：包括各种水果、蔬菜和全谷物。医生可能会建议低盐饮食，因为盐会导致额外的液体积聚在身体，使心脏问题变得更糟。

（2）注意液体摄入量：摄入过多的液体会使心脏问题恶化。对于有心力衰竭的人来说，选择合适的液体类型和适当的量是很重要的。

（3）安全减轻体重：如果患者超重的话，会增加心脏的负担。

（4）锻炼：合适的运动类型和合适的运动量可以帮助患者的心脏保持健康。

（5）戒烟戒酒。吸烟和喝酒会加重心力衰竭。

（6）保持足够的睡眠。

（7）谨遵医嘱，服用相关药物。

关节变化

放疗、一些化疗药物和类固醇药物可以导致关节灵活性丧失，例如下巴、肩膀、

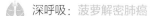

臀部或膝盖。

控制方法：重要的是要意识到关节问题恶化之前的早期迹象，尽早干预。这些迹象包括：

（1）张嘴困难。

（2）进行某些动作时疼痛，例如把手伸到头后或把手放在后面的口袋里。

如果出现这些情况，医生可能会推荐理疗师来评估，并推荐一些运动练习给患者。理疗中的锻炼可以减少疼痛，增加力量和改善运动能力。在某些情况下，医生可能会建议置换膝盖或髋关节。

除了上面这些，肺癌治疗可能引起其他延迟副作用，比如内分泌系统变化，包括对甲状腺的影响、对更年期的影响、对性能力和生育能力的影响等，这其中一些根据患者性别、年龄不同而有明显差别，比较复杂，这里就没法展开讲了。具体什么药物会影响内分泌系统，以及如何管理，大家可以参考美国国家癌症研究所（NCI）的网站。

女性性能力和生育能力问题：https://www.cancer.gov/about-cancer/treatment/side-effects/sexuality-fertility-women

男性性能力和生育能力问题：https://www.cancer.gov/about-cancer/treatment/side-effects/sexuality-fertility-men

总而言之，战胜癌症是绝对值得庆祝的事情，但要注意延迟副作用。按时随访，积极控制，争取早日恢复健康生活！

小结

- 肺癌治疗副作用可以分为两类：急性副作用和延迟副作用。
- 随访的一个重要作用，就是监控延迟副作用，提高生活质量。
- 肺部、骨骼、大脑、眼睛、听力、口腔、心脏、关节、生育副作用应对指南。

心理辅导

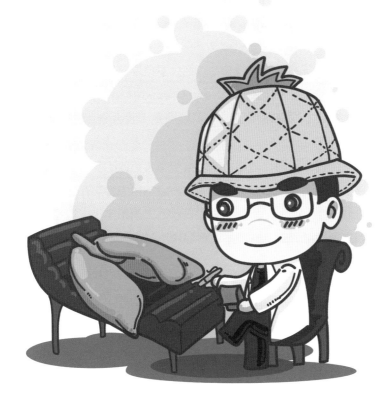

重症患者心理辅导是一门专业的学科，相关的咨询专家是美国肿瘤医院必备的，但中国几乎完全没有。绝大多数家属完全依靠自己的经验来安慰患者，殊不知经常都是帮倒忙，搞得患者压力越来越大，家属自己也无法解脱。

如果家里出现癌症患者，家属应该怎么办？能做点什么？下面告诉大家一些基本原则。

第一，请确保你自己的身心健康。患者家属来咨询的时候，我通常说的第一句就是："请你先照顾好自己。"因为只有家属自己拥有健康的身体，才能给患者提供良好的照顾。作为患者的重要倚靠，家属如果首先垮了，那患者也不会有任何期望。同时，如果因为照看患者而累垮了自己，会给患者带来更重的负罪感。

确保身心健康并不是要强打精神，强颜欢笑。而是随时关注自己的情绪，关注自己的心理健康。当需要情绪释放的时候，不要压抑和否认，无论是伤心、抑郁还是绝望，都请尽量寻求帮助。最简单的办法，就是找身边可靠的朋友倾诉，通常可以起到良好的效果。

第二，请正确理解患者的情绪波动。绝大多数癌症患者的情绪，通常都会按顺序经历 5 个阶段：惊讶（什么？）、否认（肯定是搞错了！）、愤怒（我究竟做错了什么！）、绝望（没有希望了……）和接受（我要继续生活！我要打败癌症！）。

家属理解这个情绪周期，才能更好地给予患者有效的支持。比如，当患者悲伤绝望的时候，经常会拒绝治疗。不理解的人会觉得患者实在无理取闹，大家明明在用心照料他 / 她，为什么得不到理解和配合？而事实上，这是绝望情绪下的正常反应。如果家属能理解，并帮助患者尽快度过这段时间，进入"接受阶段"，事情就会慢慢好起来。

第三，请积极为患者寻求各种方面的帮助。比如，可以联系其他亲属、单位、团体、互助小组等。一来可以减轻你的负担，二来可以让患者得到更多方面的帮助。特别是对年纪大的患者，对信仰和情感方面的需求很强烈，年轻人即使不能完全理解，也要多在这些方面寻求帮助。

第四，请尽量学习相关疾病的科学知识。多阅读一些癌症科普书籍，包括笔者的《癌症·真相：医生也在读》和《癌症·新知：科学终结恐慌》。了解疾病机制、会有哪些症状、将如何发展、有哪些治疗方式、治疗方式可能有哪些副作用，等

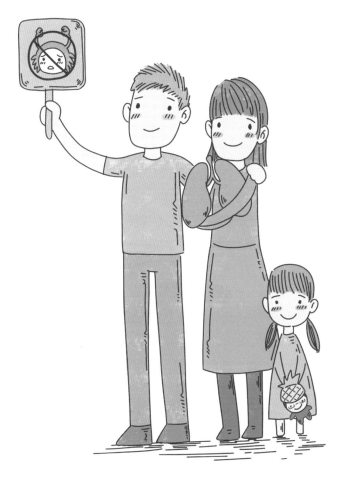

了解重症患者心理学能让家属更好地帮助患者

等。当你武装了这些知识，你就不会因为病情变化而感觉无助，能够跟患者耐心解释病情，减轻他对病情的恐惧。同时，也可以更好地跟随病情的变化，配合医生，寻找合理的治疗方案。

第五，陪患者做他喜欢的事情，完成他希望完成的各种心愿。例如，让孩子去从未去过的迪士尼乐园，让父母品尝一次从未体验过的美味佳肴。对于年轻子女，让父母看到自己能够好好照顾自己的生活，也是非常重要的。

第六，陪伴患者在过去的故事中寻找生命的意义。例如，一起翻看过去的照片，让患者重新体会到过去珍贵的回忆，也让患者能感受到，生命不会戛然而止，因为他／她的一生留给了周围的人无数美好的记忆，而且这些记忆会一直延续下去。

第七，需要的时候，真诚地跟患者谈论死亡这个话题，写遗书。对于晚期肺癌，虽然治疗进展很大，长期与癌共存是现实目标，但谁也没有治愈的把握。

中国传统很忌讳死亡这个话题，但其实没有必要去回避。患者对于自己的身体情况其实非常清楚，真诚的交谈反而会缓解双方压力。可能的话，让患者写下自己有什么未完成的心愿，对人生剩下的期许，让患者对自己的人生做一个总结，在心中获得一种完结感。

第八，考虑求助于专业的精神科医生和心理咨询师。有些患者的情绪反应极端而且持续时间长，这种情况下，专业人士帮助就尤为必要了。研究表明，精神药物治疗和心理治疗都能有效缓解患者的情绪障碍。同时，认知行为疗法能有效提高患者治疗依从性，改善患者生活质量。

上面这 8 点，是一些普遍的建议，每个人情况当然不同，请大家根据自己和家人的情况调整。

大家一定记住，坚强，是一种勇敢；流泪，也是一种勇敢。

释放后的坦然、放开后的坚定，会使我们面对癌症，活得更加有力量。

小结

- 家属应该首先重视自己的身体和心理健康。
- 患者的心理波动，包括愤怒、绝望等情绪是十分正常的。
- 积极学习、认真陪伴是家属最需要做的事情。

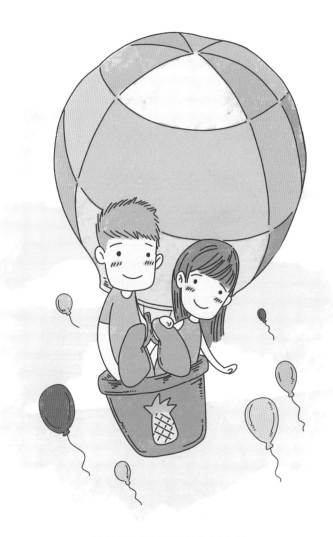

陪伴是一种很好的心理支持

舒缓治疗

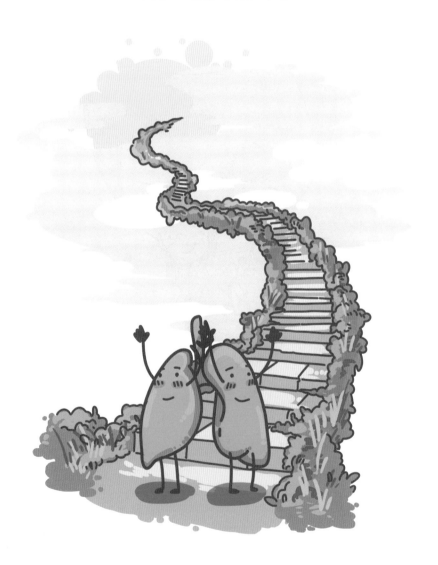

（一）

虽然新药层出不穷，肺癌患者生存时间和生活质量都大幅提高。但现代医学并非万能，治愈晚期肺癌依然是很困难的。那么，如果医生告诉你情况恶化，无法治愈，患者和家属怎么办？

很多人以为只有两条路：一是彻底放弃；二是拼死抢救，用成功概率很低，而且会进一步伤害患者身体的疗法赌一把。

我想告诉大家还有第三条路，那就是舒缓治疗，也叫姑息治疗。我个人认为，对于很多晚期肺癌患者，这是一个更理性、更好的选择。

舒缓治疗，不是放弃，而是建立在坦然面对死亡的基础上，让生命走得有尊严的一种医疗方式。

究竟什么是舒缓治疗？

舒缓治疗（palliative care），是 20 世纪 60 年代，基督教人士发起的临终关怀运动的医学分支学科。它不以治愈疾病为目的，而是专注提高受到重大疾病影响患者的生活质量，并帮助家庭一起面对这个时期的困难。它通过减轻患者的痛苦，尤其是控制疼痛和其他疾病相关的症状，为患者和家属提供身体上、心理上和精神上的抚慰和支持。

与舒缓治疗紧密相连的，是临终关怀(hospice)。指对于预期生命不超过六个月的患者，通过医学、护理、心理、营养、宗教、社会支持等各种方式，让他们在生命的最后时光得以尽量舒适、有尊严、有准备和平静地离世。

想象一下，一位已经多处转移的晚期癌症患者，癌症转移造成局部梗阻，这时候，进行化疗企图治愈疾病已经希望不大，但依然可以进行舒缓放疗，缓解梗阻而达到改善患者症状的目的。

使用利尿剂减轻患者肺水肿或下肢水肿，用吸氧或药物来减少呼吸道分泌物以改善患者呼吸困难，使用吗啡镇痛，等等，这些都是舒缓治疗的治疗手段。

可以看出，舒缓治疗绝不是放弃治疗，而是专注于改善患者的症状和减轻痛苦的一种积极治疗方式。是换一种方式和患者及家属一起面对疾病。

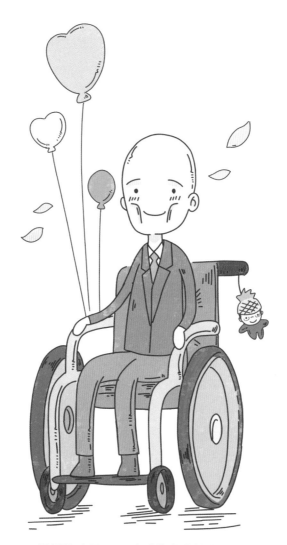

舒缓治疗是另一种对待疾病的方式

（二）

舒缓治疗有几个基本原则：

- 维护生命，把死亡当作正常过程；
- 不加速也不拖延死亡；
- 减轻疼痛和其他痛苦症状；
- 为患者提供身体上、心理上、社会上和精神上的支持直到去世；
- 在患者重病及去世期间为家属提供哀伤抚慰和其他帮助。

仔细阅读这些条目，大家就能发现舒缓治疗不是安乐死。

安乐死是患者授权医生使用药物、帮助其快速死亡，也可以说是在医生帮助下的患者自杀。舒缓治疗则是使用各种手段减轻患者痛苦，"不加速也不拖延死亡"。舒缓治疗在西方社会已被医疗界及普通民众广为接受，而安乐死却还存在着很大的争议。

舒缓治疗不仅可以提高患者的生活质量，甚至可能延长患者寿命。

比如，曾有针对晚期胃癌患者的研究，发现实行舒缓治疗的患者，与直到生命最后仍不断进行创伤性治疗的患者相比，生命最后阶段不仅活得更好，也活得更长。

我在美国曾经遇到过一个案例。那是一个 99 岁常年心衰的老太太，三天两头就得送医院，估计寿命不会超过 6 个月了，最后老太太和儿女们都决定，不要再送往医院去抽血、输液、检查折腾了，就在家里实行临终关怀照顾和治疗。

老太太住到了自己熟悉的家里，家里备有临终关怀药箱，护士每周去看望她一次，根据症状调整一下药的剂量。

我最后去看她的时候她其实已经时候不多了。她睡在一间布置温馨的房间里，儿女们都围在身边。她身上盖着十多年前她自己手织的大花毛毯，穿着一套别致的小花睡衣，手里甚至还握着一只可爱的绒毛小熊。护士刚给了她一针小剂量的吗啡，她睡着了，看不出有什么痛苦，很安详，也许就这样永远睡去了。

那幅平和安详的画面，与医院里身上插满了各种管子、体无完肤地去世的痛苦场景有天壤之别。

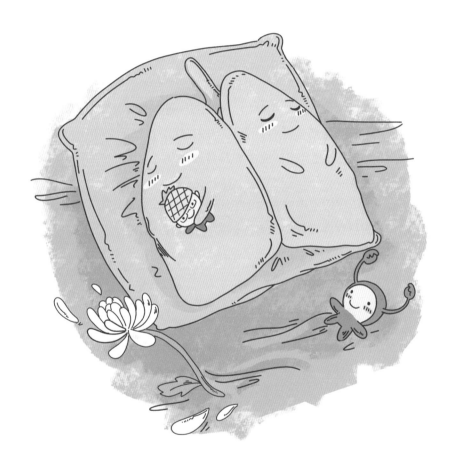

生命可以走得有尊严

（三）

舒缓治疗作为一门学科建立 50 年来，在西方社会已逐渐被广为接受。在普通民众中，接受的人也越来越多。

在美国，很多医院都有专门的舒缓治疗团队。他们和临床一线医生相比，会花更多的时间和患者及家属沟通，详细介绍病情，了解患者和家属的真实想法、顾虑和困难，并帮助患者和家属理解治疗重心的转移、建立起双方共同认可的治疗目的，帮助他们更充分地准备下一步。

很多患者入院前已有"生前预嘱"，很清楚地写明了自己在面对不可治愈的疾病来临时的愿望，包括愿不愿意进行心外按压、气管插管、中央静脉插管、升压药物的使用、依靠胃管喂食，等等。

对于时日不多的患者，舒缓治疗团队会在肿瘤病房区内专门划分出一片临终关怀病房，布置安静优雅，尽量减少医护人员对患者不必要的干扰，不再进行任何抽血化验和有创治疗，如果患者信仰宗教，会有宗教神职人员为患者和家属做抚慰和祷告，让患者可以尽量舒适地和家人一起享受最后时光。

有时候舒缓治疗团队也会帮助患者建立家庭临终关怀。在家里准备临终关怀药箱，有吗啡等镇痛药，有吸氧装置，临终关怀护士会定期上门探访，根据患者情况适当给予药物缓解症状，但不会再抽血化验，当病情恶化时，也不会再折腾患者来住院。

（四）

我们需要重新认识衰老、疾病和死亡。

在亚洲，首先进行舒缓治疗的是日本。纳入医保后，99% 的日本人选择通过舒缓治疗步入死亡。

在国内，即使在医疗工作人员中，仍有相当大一部分人对舒缓治疗认识不足；而在普通民众中，更是只认可"积极抢救"、回避死亡，加上医疗政策和国家法规上缺乏相应支持，开展舒缓治疗困难重重。

在广大民众中开展死亡教育，改变人们对于"积极抢救"的盲目迷信和对于"舒缓治疗等于扔下亲人不管、放弃治疗"的错误认识，至关重要。

生老病死，本是生命的自然过程，而人们往往非常重视"生"，却刻意忽略了老、病，尤其是死。

如果你上了产科门诊的名单，就会有无数的小册子寄给你、送给你，甚至还有专门的产前培训课，告诉准爸爸准妈妈们生孩子是个什么样，应该做些什么准备。

可我们何时见过有任何医院、任何机构给你寄小册子，教育普通大众，如果生病到了生命的最后阶段，会是怎样一个过程，应该做些什么准备，让这个过程顺利平和？

其实这是个比生孩子更普遍的，每个人、每个家庭都将要面对的问题。

为什么我们不能改变一下观念，提前计划好自己或亲人的最后时刻，在面对不可治愈的疾病时选择舒缓治疗，做到开开心心地活，体体面面地死呢？

请让生命走得有尊严。

小结

● 舒缓治疗，不是放弃，而是坦然面对死亡，让生命走得有尊严的一种医疗方式。

● 舒缓治疗不是安乐死，它不加速，也不延迟死亡的到来。

● 在广大民众中开展死亡教育，改变人们对于"积极抢救"的盲目迷信至关重要。

故事篇

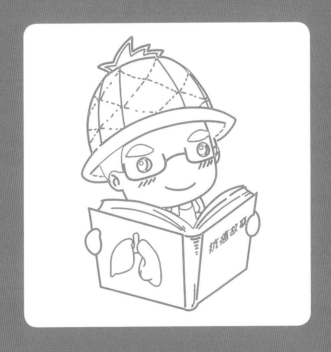

不惑的肺癌——术前

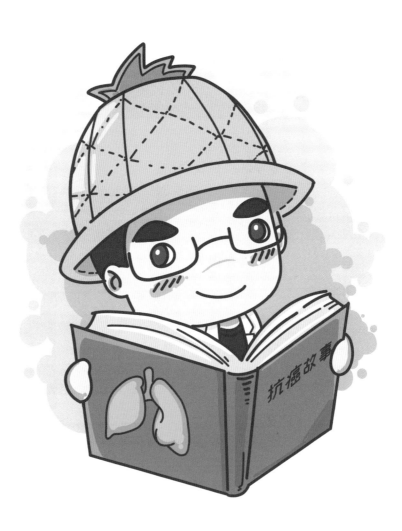

小马哥，男，年逾不惑。3年多前，体检胸片发现肺部阴影，PET-CT 确诊肺癌，随即行右肺中叶切除、上叶楔形切除。本来是想，如果 5 年后不复发，就写几篇小文跟大家交流一下。但跟菠萝讨论下来，觉得现在的文章多为医生或专业人士所写，并没有太多真正患者的声音。故提前完成作业，他山之石，供病友们参考。（注：以下内容，仅为个人经验，尚未得到长时间检验。）

（一）

而立之后，买房、生孩子、买车，一切都欣欣然，暗想：古人说三十而立，诚不我欺啊！

接下来十年，要求不高，按部就班地发展，一步一个脚印，倒也没觉得生活有多累人。

公司每年都有体检，自己预约时间。可我每次都要拖到过年之后，才觉得有空去。

2015 年的体检，如果没有那一声："哎，你等一下！"那么，吃完体检中心提供的早餐，然后去上班，生活也就会重复再重复。

当时，甚至都没意识到是在叫我。等我进到胸片室时，一位阿姨指着我的影像说："你看，这里有点阴影。没关系的，多半没什么问题。不过，你最好去三甲医院再复查一下。"

然后，又过了一个月（拖延症终极版），我找了个周六去中山医院。心想，那时候人少一些，没承想很多科室都没上班。找了个外科大夫，预约了 CT。过了两天去拍片，问什么时候出结果。CT 医生说，片子要几天后出来，但医生现在已经可以在电脑上看到了。于是，又挂了肿瘤科的号。轮到我后，医生说他不太会看胸部 CT，让我退号，改呼吸科。

呼吸科的医生看完片子后，说情况不乐观，不过还需要做气管镜确诊，开了单子，让我去交钱。在去交钱的时候，排在我前面的一位阿姨说要加一位专家的号。她说，这些年她老伴一直是看这位专家的。但挂号的小妹要她去找医生在系统里加。

鬼使神差，我问她老伴什么病。她说肺癌，晚期，但这位医生很好，已经治

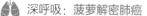

疗了 4 年多了。我就跟着她也去加号。专家岁数不大，似乎比我还年轻一点。她说：今天实在加不了号了。我就跟她说：你看，我这么年轻，但估计这次得中招，特别紧张、心慌……

她抬头看了我一眼，没说话，拿过了我的医保卡，给加了号。

挂这位医生号的患者确实不少。加号回来后，等了很久。

医生说了什么，已经不记得了。只记得她问我 7500 元自费做个 PET，能不能承受。

那时候，不知道 PET 是什么，但想着能确诊，就同意了。

交费，预约，几天后检查，拿结果。

PET 室有一位医生负责简单解读结果：

"你这是腺癌！"

我一直从事生物科研服务工作，跟医院不太相熟。赶紧让公司负责医疗产品的同事帮忙找医生。好在同事非常给力，周一就找到了上海知名胸外科专家。他看了一眼片子，直接收我住院，准备尽快手术。

我爱人不甘心，问："SUV 值不高，有没有可能不是癌啊？"

专家说："95% 以上的可能是，你要不要等一堆检查结果？"

最后，排到周四手术。

周三，医生来询问情况。

问我抽烟吗？我说抽，读研的时候抽得较多，后来比较少了。

又问：最近一次抽烟是什么时候？我还在想答案时，我爱人说："应该有两三年没抽了。"我说："其实最近一次是两个月前。"

我爱人一脸愕然。

（生活会告诉你，欺骗爱人，没什么好结果！）

由于中叶病灶比较大（2.8 cm），只能全叶摘除。上叶病灶小，但位置不太好，所以医生说也得全叶摘除。专家亲自来研究了片子，说，你还年轻，我进行楔形切除，帮你留点功能（后来才了解，楔形切除比全叶摘除技术要求高，而且手术更加累人）。

因为之前没有献过血，手术用血是需要自己去血站办理的。爱人为此专门去血站交钱，还要单位的无偿献血指标完成才行。不完成要罚款。

除了常规术前准备外，由于自己专业的关系，又跟医生商量好，帮忙留癌组织及癌旁组织样本，用以进行基因测序。

手术之前，还去做了脑部磁共振检查。检查时需要去除所有金属物件，心里还在想，我镶的那颗金属牙不会有事吧？到真正检查的时候，发现牙没事，耳朵却实在受不了。医生已经在我耳朵里塞了棉花，但那种轰鸣声，还是像要钻进去直接敲碎你的灵魂一样。

其实，具体是哪天、什么时候做的磁共振检查，已经记不太清楚了。那几天，多少有点魂不守舍。

只记得我被脱光后，推出病房，去 CT 室，在 CT 引导下，插一根带倒刺的针到肺上叶病灶，以方便手术中楔形切除。也不知道插针的时候有没有麻醉，反正不记得疼。想来是恐惧感已经把其他知觉都屏蔽了吧。

插完针后，推入手术室之前，看到爱人、孩子还有孩子姥姥，我似乎还努力冲孩子笑了一下。

不知道她们三个，是怎样熬过那几个小时的。

（二）

由于右肺插了针，只能左侧位躺着，但能听到前后左右医生、护士有条不紊地做着准备工作。

手术室的灯光很亮，似乎听到"麻醉"，也或许根本没有听到啥，眼前就变黑了。

再次醒来时，应该是在手术室旁边的苏醒区。然后，不记得什么时候回了病房。爱人在那里等我，告诉我孩子和孩子姥姥回家了，明天再来。

我略微欠起身，审视了一下自己。洗了又洗的病号服，很陈旧了，却给人一种力量。不知道这种力量感是哪里来的，估计是患者无奈中对医生、医院的信任吧。

右腋下，一大片的白纱布，纱布下面是一根引流管，接到一个放置在地上的胸腔积液收集器中。由于麻醉药的缘故，身体还不完全能动，而且插管位置还很痛。

爱人按护士要求的清单，已经把脸盆、拖鞋之类全都买好了。但她买完回病房的时候，发现把脸盆落在小卖部了。紧张、恐惧，让人都只能按着本能在走着、

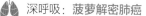

说着、做着，思维是停顿的。

晚上睡觉的时候，发现躺着，右胸会很痛，只能让爱人把床摇起 40° 左右，半躺着。好在马马虎虎，倒也睡着了。

第二天早上，有尿意，但发现尿不出来。试了很多次，都不行。叫了护士，护士说，再试试，实在不行就插导尿管。

不想受插尿管的罪，于是我平心静气，集中精神地放松尿路，尝试了很多次，终于滴出了几滴。再往后，终于顺利地尿出来了。

手术组的医生来看我，说手术很成功，也没有用血，现在就是等病理结果了。这位医生是我一位老领导的同学，所以就多聊了一会儿。

他说：现在确实肺癌发病率很高，但未必是坏事。因为现在大家注重体检，所以，早期发现的越来越多。外科能收进来的，总还是好过没有手术机会的。像你这样早期发现，手术后，基本就没问题了。

虽然很尊重他的话，也觉得有道理，但还是拿着手机查找相关术后生存率的文献。

关于早期肺癌术后，5 年生存率的文献不多。最后，基本能认可的数据是 40%~76% 之间。（来自两篇靠谱的英文文献。）

也就是说，我有 30% 以上的可能，活不过 5 年？

可是，那位阿姨的老伴，晚期都活了 4 年多，我为什么不行？

不能就此放弃！

于是，继续查文献！

基本上，住院 5 天，夫妻两个一直在查文献。当年读研究生的时候，要是也这么认真的话，估计发表的论文会优秀很多。

其实，当医生说 5 天能出院时，我完全蒙了。心想，那么大的口子，那么疼，居然只住 5 天？到第 4 天的时候，一天还有接近 200 mL 胸腔积液出来，即便第 5 天，也还有 100 mL 以上。居然就拔管了。

可就是拔管了。终于不被插管"顶个肺"了。

肺科手术，为了抽出胸腔积液，会插一根管子到肺底，顶住了膈肌。所以，每一次呼吸，都会被顶一下。

更痛苦的是，由于手术中，会有血液流入呼吸道中，并凝成血块，必须通过咳嗽把血块咳出来。否则，血块将会是细菌的绝佳培养基，造成肺炎的危险。而且，手术侧的肺叶，由于手术时，胸腔没有负压，肺泡都不张开了，需要靠咳嗽来冲开肺泡，不然会引起肺功能下降。

所以，在肺科病房，你能听到此起彼伏的伴咳嗽声。听上去有点可笑，可谁会知道，每一下，都伴随着膈肌被戳一下的疼痛。

我咳得不是很积极。爱人就让我听隔壁一位女士的咳声。很明显，她非常努力，一直在咳。可我还是努力偷懒。

我觉得，要咳出那块不知道是否真的存在的血块，不一定非得咳嗽啊？我想，快速向外哈气，让传说中的血块移到喉头再说吧。

于是，我尽量用哈气代替咳嗽，虽然也疼，但轻多了。不知道是呼吸道的纤毛又开始工作了，还是我哈气起作用了，终于感觉到喉头有了异物感。小心翼翼地轻咳，再轻咳，突然，刺激到了喉头，一阵下意识的猛咳，一团暖暖的黑红色果冻状胶体被咳了出来。

猛咳的那几下，其实倒也没那么疼。拿纸巾清理了血块，扔之前，想起拍了个照。晚上医生来的时候，把照片给他看。他说，是了，就是它，但块头不大，应该还有，继续咳！

好吧！继续咳吧！

看着我两天后就开始下床站一会儿，继而走一会儿，然后走得更远，旁边床的老先生叹了一口气，说："你恢复得不错，5天就要出院了。"我说："啊？5天就能出院？"他说："就是5天，你已经是我第5个同病房的了。唉，我也不知道啥时候能好。"

我跟他攀谈起来，知道他是浙江的，三个女儿，日子都不错，特别是二女儿、二女婿。这次手术的钱，大部分是二女婿出的。

看得出来，老先生恢复得不太好。他是大开胸手术，胸部缠满了纱布。胸腔积液也不清亮，多数是泡沫，看着有点瘆人。

一天，几个巡房的护士中，一个胖丫头，还唱了一句"爱情像Cappuccino~"，惹得另外一个妹子也笑了。其他几个妹子没有笑，或许是觉得笑话患者不合适，也或许根本没有意识到她是在笑话那些充满泡沫的积液。

我看出老先生并不知道她的无礼，也就不想去拆穿她。一个没有见识过生活残酷的小丫头，有点小小的促狭，倒也真没什么大不了的。

爱人平时睡觉不太好，可那 5 天，她就蜷在钢丝床上，一直陪着。想来是痛彻心扉的责任感，让她忘记了失眠，忘记了洗澡，甚至忘记了在来看望我的同事、朋友面前，诉一下凄苦。

第 4 天拔管，第 5 天就出院了。孩子的舅舅来接我们，顺路还去血站把押金退了（手术比较成功，没有用血）。到家后，孩子姥姥帮忙垫起了几床被子，安顿我斜躺着。连着 5 天，她奔波在医院和家之间，给我送鸡汤，饶是一直挺精神的她，也充满了憔悴。这在以前还从来没见到过。

爱人天天帮我换纱布，给伤口消毒。我皮肤不太好，平常破个小口也很容易发炎，可这次，在爱人细心的护理下，伤口长得很好。

那几天，其实胸腔还是有积液的，胸口摁上去，很明显能感觉到里面有水样。随后，一天天地感觉到里面变干燥，心情也慢慢沉淀下来。

出院后第一次回医院，是去拿病理报告。情况不算好，但也不算太差。去找主刀的专家，他说："很好！手术很成功，按报告看，不需要任何后续治疗！"

难道，我的这个坎，就算过去了？

可毕竟不放心，又多方联系医生，讨教意见。对于早期肺癌术后辅助治疗，基本有三种建议：

胸科、中山医院的专家建议：术后 4 次辅助化疗清扫；

北京的专家建议：术后靶向药物清扫；

中医建议：术后中药调理。

查文献得知，基本共识是对处于 IA、IB 期肺癌来说，术后辅助化疗得益不显著。而对靶向药物，我基因测序结果是 T790M 突变，这是易瑞沙的耐药突变，所以也无法采用（当时"泰瑞沙"尚未上市，还只有 9291 这个小名呢）。

我是两叶多发，病理分期也不太好，但自己最后还是决定："不做任何辅助治疗。"

我觉得：治疗癌症的路，没有一条是绝对正确的。因为你无法比较另一条路。所以，任何一条路，小心谨慎地挑选，无论最终是什么结果，接受它！

现在一般认可的一些原则：

- IA 期术后的预后非常好，基本不需要做术后辅助治疗。

- 已有局部转移的、多发的、病理分期不好的，标准是术后 4 次化疗清扫。

如果后面复发了，可能会后悔没有做术后辅助化疗。但如果当时做了术后辅助化疗，也不能保证肯定不复发。所以，患者、家属自己多了解一些病情及治疗现状，听听多个医生的意见，是很有必要的。

出于对传统中医的信任，当然，我还是去看了中医。吃了大概半年的中药，感觉有几次的药方，能明显提高状态，但多数情况下，获益不太明显。后来就把中药停了。

中医，基于它自身的理论，有一些对癌症患者的建议，我觉得可以跟大家探讨一下。

不吃生冷。所以，水果也基本不建议。当时觉得比较诧异，说好的"one apple a day, keep the doctor away"[①] 呢？ 医生说：术后患者比较虚弱，有的家属给患者吃大量猕猴桃、苹果甚至哈密瓜等，会造成肠胃不适。所以，这一条，我是认可的。之后，比较注意不大量吃水果。西瓜等性寒的，基本就不吃了。

对于中药，现在医院都可以代煎。医生一次开两周药，代煎后，装入塑料包装中。你拿回家后，放冰箱，一次温一袋。可是，我发现，有几次吃到最后几天的时候，药已经发浑了，估计微生物污染了，只能扔掉。而且，虽然我只是用热水去温塑料包装（微波炉是高度不建议的），但还是担心塑料的溶出，毕竟中药里什么物质都有。

所以，如果有病友吃中药，高度建议自己煎。

中医给我印象比较深刻的是：

有一次，舌苔特别厚，就像舌面长了水草一样。医生调整了药方，几天以后，舌苔明显减轻。

医生搭脉时，发现我心跳比较快，要求我一直监控心率。我自己才发现，确实稍微一多走点路，就上 80、90 甚至 100 多。说明术后确实还很虚弱，一直到半年多以后，心率才慢慢稳定到 80 以下。

从个人经验来看，中医调节术后体虚还是有一些作用的。但考虑到中药里面不确定成分的潜在毒性作用，病友必须自己评估是否长期服用。

---

① 每日一苹果，医生远离我。

（三）

肺癌是恶性程度比较高的癌种。虽然特早期发现并成功手术的患者，90% 以上不会复发。但其他的早期肺癌，即便成功手术，也还是有很高的复发风险。

所以，早期肺癌手术后，如何保养身体，争取做到不复发，至少晚复发，就是最高纲领了。

首先，需要反思术前不良的生活习惯。

1. 抽烟、喝酒

2. 熬夜

3. 每天开车时间长

4. 出差太多

5. 平时不太注意身体信号

……

然后，改掉这些不良生活习惯。

1. 不再抽烟、喝酒。这个很容易做到。

以前，总是借着压力大，去楼下抽一口。现在基本闻到烟味就会反感了。不仅不喝酒，饮料也基本全断，再重要的饭局，也不喝酒。

2. 每天十点睡，六点半前起床。

以前不到半夜，基本不睡，现在老老实实十点就寝。

3. 在公司附近租房，每天走路上下班。

以前上下班，一共需要开两个多小时车。遇到堵车，其实一直是在吸前车的尾气。现在走路，不自觉地就进行了锻炼。而且，回家早，吃晚饭也早，十点睡时，胃里基本也排空了。

4. 以前觉得，任何问题都需要自己出马。一个月最多时，4 个星期都在出差。

现在，发现团队的同事，其实都相当强，完全可以处理绝大多数问题。

5. 以前，身体有点不适，根本不当回事。实在扛不住，也就自己买点药吃。

现在，任何的不适，都加强休息，努力调养，让身体回归正常。

……

结果是，以前基本每年都会多次感冒的我，居然两年没有感冒。我想，肯定不是我的抵抗力提高了，而是平时注意养生了。

比如，以前天气变凉时，总觉得自己还是小伙子，耍酷，不添衣，然后，理所当然就感冒了。现在，进会议室，如果觉得空调凉，赶紧回办公室拿风衣穿上。

不过，两年多来，还是狂腹泻了一次。当时，公司会议，结束后去爬山。以为山上空气好，对自己有好处，就跟大家去了。结果，回家后就不停地腹泻。另外还有一次发烧，则明显是回老家过年累着了。

很多肺癌早期术后的患者，确实岁数不大，但是……请大家千万记得，自从确诊以后，我们应该当自己是老年人。让我们按照老年人的要求来安排生活、工作。

那些癌症术后，还能跑马拉松的，还能上球场的，那是天赋异禀，咱绝大多数都不是。

千万别逞能！

千万别逞能！

千万别逞能！

得了癌症，环游世界后，居然不治而愈了，不是发布者居心不良，就是夺人眼球。反正，宁可信其无，不可信其有。适当旅游，可以提高生活质量，心情舒畅，但一定要以不累着为前提。

腹泻了、舌苔厚了、嘴角上火了、伤口发炎了，等等，以前只当是小插曲，现在，都需要认真对待，尽快把身体调节到正常状态。调节的关键是休息、多品种饮食、补充水分、补充维生素。

适当应用一些中医的养身理论，会事半功倍。但任何神医性质的建议，都建议他们：有多远滚多远！

（四）

术后，3个月不到就去上班了。领导问我，对于病情，需要保密吗？我说，不用啊，大家知道一下，也没什么。省得每一个人问我这两个多月去哪了，还得想想他会不会已经知道了，要不要告诉他。多累啊！

所以，周围的同事、朋友，都知道了我的病情。

个人觉得，跟朋友描述病情的过程，实际上是能起到减压作用的。把担心藏在心里，反而不利于恢复。

术后一般3个月复查一次。每次复查前，都会遏制不住地害怕。也曾经连续两晚失眠，吓得浑身冒汗。每次想到孩了还未成年，很可能在找复发并花完家里所有的钱之后，从公主沦落为灰姑娘，心就咣咣地要跳出胸腔。

多次复查前的害怕之后，心理进程就有点走偏了：

就像人走在沼泽地里，知道前面一定确定以及肯定会陷进去。所以一开始，你会非常小心翼翼地一步一挪。挪得久了，压抑得狠了，你就会恨不能马上陷进去算了！

一出现这种心态，我就用以下的理解去宽慰自己：

每一个人，上天都给了一个终点。这个终点在哪里，只有老天爷知道。癌症患者，终点肯定比以前自己认为的要近多了。但是，如果在去终点的过程中，一直害怕、绝望、失落，吃不好、睡不着，终点只会来得更早。如果一直开开心心（或者说努力让自己开开心心），那么，终点应该会推迟到来。哪怕终点其实并没有推迟到来，跟上天原本安排的一样，那我每天开开心心的，也比较合算呢！

像我，从小到大，水里淹过4次；开车遇到过的风险也不少，总是上天眷顾，才让我活到今天。

或许这样想想，心里会好受一些。

或许还是难过。怎么办？

散步！

跑步、爬山不推荐，视乎身体状况；

旅游也不推荐，"舟车劳顿"不仅仅只是一个词，也确实说明外出旅游是容易疲乏，要把行程安排得相当悠闲才行。

爱好！

下棋、画画、练字、读书，等等。麻将不推荐，容易激动，在棋牌室就更不推荐了，空气太差。

朋友！

不一定要见面，通过微信等，多跟朋友联系，可以适当忘记压力。

跨越五年，是生命的坚持与守望

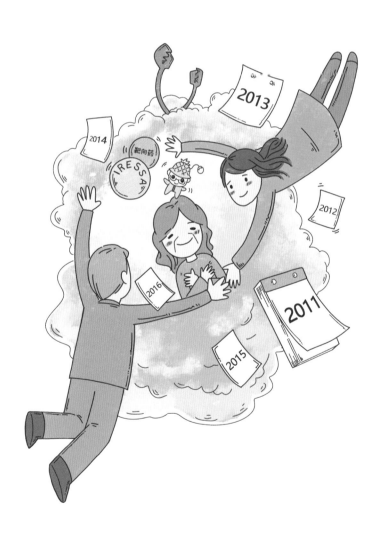

2017 年 7 月 29 日，昏迷近一个月的晓晨妈妈终于再度醒来。距离 2010 年确诊肺癌以来，这是晓晨妈妈走过的第七年。

这七年，晓晨是女儿，是照顾者，也因这七年，成为患者论坛的组织者。这七年，他们曾穿越重重迷雾，在光明和黑暗间经历了无数次跌宕。

生与死，也许只是一线之隔。而这一线间距离的坚守，跨越了七年的长度……

一纸诊断书，人生的分岔路

2011 年，晓晨尚在大四就读，憧憬着踏入社会的新生活。

对那时的她而言，生活是美好的，未来也是彩色的。

然而就在新年到来之际，命运却开了个玩笑：妈妈查出肺癌。顿时，他们的天空陷入灰暗，生活由此急转直下，似乎变成了一部黑白默片。

从这天起，"肺癌"这个陌生的字眼开始进入晓晨的生活。她这才了解到，肺癌在我国的发病率和死亡率位居恶性肿瘤的第一位，堪称"癌中之王"。尤其棘手的是，大多数患者和妈妈情况相似，一经确诊就是晚期，在那时似乎没有太多的治疗选择。

确诊后医生立即安排妈妈进行手术，然而妈妈的肿瘤已经转移至胸膜，无法继续手术。肿瘤病理检查结果显示为低分化腺癌。医生说，这种情况下治疗手段极有限，或许只有几个月的时间了。

突如其来的变故让晓晨和爸爸猝不及防，他们还没有做好准备。毕竟，妈妈当时才 49 岁，还那么年轻，她们之间还有那么多牵绊和眷恋。为了留住妈妈，一家人开始了漫漫的抗癌之路。

也许有句话说得对，"上帝关上一道门，会为你打开另一扇窗"。晓晨和爸爸抱着最坏的打算，准备开始化疗。此时基因检测结果出来了，EGRF 基因 21 外显子突变。医生说，这是不幸中的万幸，存在 EGFR 突变阳性的患者，有很大机会能用上靶向药物进行治疗。

2005 年后，第一代靶向药物易瑞沙进入中国，开启了中国肺癌迈入靶向时代的第一步。像晓晨妈妈一样存在 EGFR 突变阳性的患者使用靶向药物，可有效阻止肿瘤细胞继续增大、转移，至少可以在一定期间内告别病痛，像正常人一

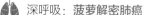

样生活。

然而问题也接踵而来，当时易瑞沙的价格高昂，即使6个月后可申请慈善赠药，但是半年的负担也将高达 10 万元。对于一个普通工薪阶层家庭，这些费用让他们几度难以抉择。各方打听、纠结、争论、妥协，最后晓晨爸爸拍了板，就用易瑞沙。爸爸说，这可能是他们能为妈妈做的最后的事了。

尽管做过心理专栏记者，年轻的晓晨还是陷入了痛苦、挣扎中，犹如汪洋中的一艘孤船，茫茫中寻不见远方的灯塔。而病中的妈妈同样充满矛盾，一边承受着癌症带来的恐惧，一边强打精神说服自己，为了女儿，她必须要适应一种新的状态，尝试去对抗随时可能要面对的死亡。

初识"与癌共舞"，漂浮的孤岛找到灯塔

所幸，用药两个月后，复查显示妈妈的肿瘤缩小了，靶向治疗有效了！这让晓晨和爸爸欣喜不已，压抑已久的一家人又重见了光明。

妈妈的症状逐渐减轻，不但每隔一段时间会与晓晨外出"约会"，还会跟老朋友见面、旅游，仿佛得到新生，前路似乎清晰了许多。服用易瑞沙近两年时间，用晓晨的话来形容，是妈妈生病以来一家人"最好的时光"。

然而好景不长，2015 年一次化疗后，妈妈开始出现走路不稳，尔后跌倒在洗手间，自此失语。医生检查后，发现肿瘤已转移到脑部。

自妈妈生病后，晓晨爸爸除了工作，几乎寸步不离妈妈，身边备上的笔记本，记录着妈妈的一点一滴，事无巨细。确诊脑转移的第二天，爸爸便辞职，用所有时间来照顾妈妈的余生。

风帆需要继续扬起。经过了两年多几乎"正常"的生活，一家人适应了妈妈带癌生存的状态，彼此间有了更多不舍，对治疗有了更多期待。于是，晓晨和爸爸马不停蹄地开始寻找下一步的方向。

在医生的介绍下，晓晨第一次接触到"与癌共舞"论坛。这是一个由癌症患友自发组建的网络社区，在这里，有许多像晓晨一样的患者家属。回忆起最初的相识，晓晨说："和大家在一起的感觉，就像共患难，心里得到了很多安全感，没那么无助了。"

最初，晓晨是希望通过论坛获取药物的信息，在患友的帮助下，她的问题得到了解决。

随后，晓晨以"左手曦月右手清阳"为笔名，分享了一篇妈妈的抗癌经历，获得 6 万多点击量，受到了最高管理员的邀请，进而成为版主管理员，可以运用更多的论坛权限去自助和帮助。这个转变，让她开始思考，除了家属的身份，她能做的，似乎还有更多……

事实上，晓晨的经历和论坛中很多患友相似，但又十分特殊。由于基因的原因，她的家庭中，不仅有妈妈患癌，从外公、舅舅到姨妈，都患有不同类型的癌症。在晓晨心中，她想帮助的，不仅仅是妈妈一个人，更是一个个像他们一样受癌症困扰的家庭。

在这样一个大家庭里，晓晨又多了份责任。除了作为律师和法律援助项目发起人的本职工作，她每天还要花一两个小时在论坛上回答问题，整理国内外肺癌治疗的信息，分享给患友们学习，不时还要做一个倾听者和安慰者……在这里，患友间抱团取暖，形成了一种看似松散却实际分外紧密的联结。

在晓晨看来，论坛的大家庭像一盏灯塔，带着温暖的星火，为无数和他们一样在无助的黑暗中飘荡的家庭照亮了方向。虽然它无法提供直接治疗的方法，但这里聚集着无数同样受困的心灵，彼此舔舐伤痕，照亮前行的路。

五年，用一个奇迹鼓励更多奇迹

在晓晨和晓晨爸爸的坚持与悉心照顾下，晓晨妈妈走过了患癌后的第一个五年，开启了"第二个五年计划"。

五年，在肺癌患者的家属的语境中，饱含着微妙而复杂的情感。在肿瘤的临床治疗中，五年生存期被认为是评估治疗效果的重要指标。迈过五年，就意味着接近了临床治愈。然而，由于肺癌病情凶险，我国肺癌患者的五年生存率仅有19.7%。这意味着，每五个肺癌患者中，可能只有 1 人能坚持走过五年。

或许对普通人而言，五年不过是白驹过隙，过着过着，就过去了。然而对肺癌患者和他们的家庭而言，五年是既充满希冀又难免沉重的一道坎。在患友中，每一位度过五年的患者，都是值得敬重和学习的"英雄"。在晓晨撰写的"跨越五年"故事下方的评论中，患友备受鼓舞，一面为他们的"成功"欢欣，一面也

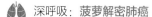

难掩言语中的期待，鼓励着自己，又互相鼓励着，期待在这条路上能走得更长、更远……

"与生命戛然而止相比，我们应该感恩，这五年给了我们过渡和缓冲，让我们一家的愿望和牵绊不至于仓促落幕，还能有实现和圆满的机会。"晓晨满怀感慨，"与单枪匹马相比，我们算是幸运儿，等来了医疗的进步，也幸运地和与癌共舞相逢，在这条漫长的路上找到了相互扶持的伙伴。"

然而，毕竟患者群体的力量有限，由于当前社会对于肺癌认知和关注不高，患者和家属大多数时候仍处在"失语"的状态，他们期望能有更多人听到他们的声音，看到一个生命在病魔面前的彷徨和坚持、挣扎与呐喊。

正如晓晨所说，星星之火希望燎原，还寄望于更多"走心"的公益团体和社会公众来关注这样一个特殊的群体，不仅是经济上的帮助，更重要的是心理上的宽慰、温暖和注视。

从过去的无药可治，到如今有越来越多患者正在跨越五年生存期。治疗手段的更迭，给不少晚期患者带去了希望，让生命有了更多圆满的可能。虽然与肺癌对抗的前路依然漫漫，但医学和社会的进步不会放弃每一个人，只有不断前行，才能找到出路。

五年，或许是一个概率不到20%的奇迹，但多一分力量的注入，都能让这分希望洒向更多的人。

希望，我们还将收获更多五年的奇迹，希望，有更多像晓晨一样热忱的人们，加入到这个队伍中，让他们在这五年中的每一步都不孤单、不彷徨，看得见光。

五年后的"生日快乐"

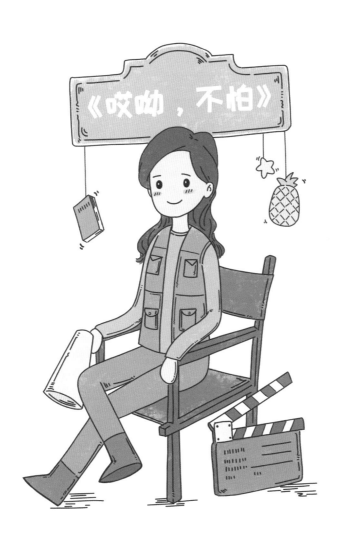

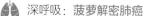

患癌让我逐渐实现自我成长，理解人性，这一点很不容易，需要大家共同来完成。从生命的角度讲，人如果不理解自己、理解生命，又如何善待人群和社会呢？

——戴蓉

2017年11月17日，第17个"国际肺癌日"。一群看上去不那么专业的演员在北京中华世纪坛剧院艺术馆的舞台上哭着、笑着、舞着。

当天，中国首部癌症生存者自导自演的话剧《哎呦，不怕》在北京成功首演。话剧名是"癌友，不怕"的谐音，讲述的是一位年轻的肺癌患者、戏剧导演安宏通过"戏剧疗愈"项目重回生活，并且帮助身边的病友重获生活的勇气；现实里，安宏正是上海话剧中心导演——戴蓉的影子。

2012年春节，戴蓉被确诊为晚期肺癌，且淋巴转移、骨转移，从胸椎到腰椎都已转移，无法开刀手术。"五年前的我，被卡在门槛上，进不去，出不来，谁能拉我一把呢？"戴蓉在自己制作的纪录片《五岁重生记》中写道。

重生后，还想再看看将来的样子

戴蓉在描述"跨越五年"对她意味着什么时，她只用了6个字，"胆子越来越大了"。从2015年开始，戴蓉的生活轴心围绕着个人的心理学学习和工作展开，碰到意外无法平衡时，她说自己仍像以前一样，但"老练""灵活"了很多。活着是第一位，其他身外之物所带来的压力都不能把自己怎么样。而这正是疾病所带给她的。

患癌对戴蓉而言，并不仅是接纳。她说如果只是"接纳"事实会让自己抑郁，"重生"才是真正的面对。

上海市癌症康复俱乐部会长袁正平回忆说，作为康复学校第84期的学员，戴蓉刚去的时候情绪非常低落，因病离开戏剧事业的她不和任何人接触。"新的开始才意味着过去，这要建立在对之前遭受的事情足够理解的基础上"，癌症带给戴蓉的并不是治疗本身引发的生理上的难受，更多的是心理冲击。后来袁正平为戴蓉开出了张"戏剧疗愈处方"，尝试着用工作疗法激发她的价值感。

从拍摄微电影、导演俱乐部纪念周年作品到最终的话剧演出，与外界一直保持的连接让戴蓉没有陷在低落绝望的境地之中，也使她获得了新的动力与目标。

从 2012 年至今，戴蓉积极完成了第一个五年计划。当问她有什么心愿时，戴蓉微微一笑，"希望自己能活得长一些吧！这样的话可以让生活继续下去，看看将来会发生什么！"某种意义上，对未来的憧憬，对生活的期待，激发我们每一个人不轻言放弃。

一种"心灵对话"——戏剧治疗

戏剧治疗是 20 世纪 50 年代在欧美国家兴起的一种表达性艺术治疗的新模式，它以戏剧表演为媒介，通过审视自身问题来促进自我的重新整合和个性的再一次发展，最终达到心理治愈的目的。对戴蓉来说，戏剧治疗让她主动打开了自己的世界，她非常激动，"我觉得自己正在非常愉快地生活着，好像这就是我一直想做的事情，我的个人需求与爱好很完美地结合在一起。"在心灵深处，戴蓉确信自己是健康的，所以她要做一个健康人能做的事情。2015 年初，在袁会长的支持和鼓励下，戴蓉将"戏剧治疗"的主题申报了上海市妇联的项目，并在癌症康复俱乐部创办了戏剧疗愈工作坊。

事实上，戏剧疗愈并不是只针对于戴蓉这样有戏剧背景的专业人士。在剧场，病友们可以无所顾忌地释放情绪，用表演来转换生活中的悲伤与绝望，就像其中一位患者说的，"在这里，我可以不用装作没事人一样"，它教会大家的不是回避，而是面对与处理。"我相信大部分的癌症患者和这部戏（《哎呦，不怕》）的契合度是很高的，戏剧中的每一个故事都能在现实中找到原型。"戴蓉说。

《哎呦，不怕》话剧的大多数演员都是非专业的癌症患者，病友们在一起排练，不只是为了一场演出，大家更加关注的是练习当中的自我探索与个人发现。戴蓉甚至觉得，肿瘤为何一直未被克服是因为其中有很多未测量的东西，心理与人体的免疫和康复紧密相关，她期待自己在若干年后能呈现一些数据与报告。

五年之约

在医学上，五年生存率是评价癌症患者是否接近治愈的重要指标。据《柳叶刀》杂志发表的全球癌症生存分析工作组（CONCORD）完成的《2000—2014 年全球癌症生存趋势监测报告》，我国肺癌患者的五年生存率为 19.7%。五年，是大家默认的航标。

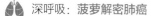

中国医学科学院肿瘤医院肿瘤内科主任医师李峻岭教授也表示，随着新药研发的进步，现在肺癌治疗已经有了一代、三代靶向药，生存期也在显著提高。今后通过努力，整个患者人群的生存期都有可能达到五年以上。"如果一个人得了病，他的生存能够到五年以上，他内心的恐惧可能就会大幅度地减轻了。"

实际上，除了治疗层面，在抗癌的路上，患者的心理疏导和情感支持，对于康复和预后也十分重要。《哎呦，不怕》正是通过话剧的展示，呼吁对患者心理疏导和情感支持的关注。在与癌斗争的漫长过程中，患者的心理潜能发挥着非常重要的作用，需要更加关注患者的心理康复和情绪管理。

永远不要低估人的求生意志，这是李峻岭从医 35 年得到的最大体悟："我们过去经常犯这样的错误，心里想有些患者可能这次走了就再也回不来了，但是再过一两年他给你打电话，还挺好的，这样的例子也不少。"

五年，是生命的约定。2017 年 11 月 17 日，来自北京、上海、广州和厦门四地的两百多位"癌友"们共同定下一个"五年之约"：希望下一个五年，依然相聚，相约 2022 年的北京冬奥会。他们的回应鼓舞人心：五年，不怕！

部分新药名称解读表

吉非替尼：英文名 gefitinib，商品名易瑞沙，一代 EGFR 靶向药物

厄洛替尼：英文名 erlotinib，商品名特罗凯，一代 EGFR 靶向药物

埃克替尼：英文名 icotinib，商品名凯美纳，一代 EGFR 靶向药物

阿法替尼，英文名 afatinib，商品名吉泰瑞，二代 EGFR 靶向药物

奥希替尼，英文名 osimertinib，商品名泰瑞沙，上市前代号 AZD9291，三代 EGFR 靶向药物

克唑替尼，英文名 crizotinib，商品名赛可瑞，一代 ALK 靶向药物

色瑞替尼，英文名 ceritinib，上市前代号 LDK378，二代 ALK 靶向药物

艾乐替尼，英文名 alectinib，二代 ALK 靶向药物

劳拉替尼，英文名 lorlatinib，三代 ALK 靶向药物

纳武单抗，英文名 nivolumab，商品名 Opdivo，俗称 O 药，PD-1 免疫药物

派姆单抗，英文名 pembrolizumab，商品名 Keytruda，俗称 K 药，PD-1 免疫药物

阿特珠单抗，英文名 atezolizumab，商品名 Tecentriq，俗称 T 药，PD-L1 免疫药物

伊匹单抗，英文名 ipilimumab，商品名 Yervoy，俗称 Y 药，CTLA4 免疫药物

达拉非尼，英文名 dabrafenib，商品名 Tafinlar，BRAF 靶向药物

曲美替尼，英文名 trametinib，商品名 Mekinist，MEK 靶向药物

参 考 文 献

[1] Lung Cancer Screening (PDQ(R)): Patient Version. PDQ Cancer Information Summaries, 2002.

[2] MINOR D .Nivolumab (Opdivo) plus ipilimumab (Yervoy) for metastatic melanoma[J]. Med Lett Drugs Ther, 2015,57(1483): 168.

[3] Lorlatinib in NSCLC: Robust Efficacy Seen [J]. Cancer Discov, 2017, 7(12): 1360–1361. doi: 10.1158/2159–8290.CD–NB2017–153.

[4] ANTONIA S J, VILLEGAS A, DANIEL D,et al. Durvalumab after Chemoradiotherapy in Stage III Non–Small Cell Lung Cancer[J]. N Engl J Med, 2017,377(20):1919–1929.

[5] BEHERA D, BALAMUGESH T. Indoor air pollution as a risk factor for lung cancer in women[J]. J Assoc Physicians India, 2005, 53:190–192.

[6] BERNSTEIN M B, KRISHNAN S, HODGE J W, et al. Immunotherapy and stereotactic ablative radiotherapy (ISABR): a curative approach? [J]. Nat Rev Clin Oncol, 2016,13(8):516–524.

[7] BOYLE P, MAISONNEUVE, P. Lung cancer and tobacco smoking[J]. Lung Cancer, 1995,12(3): 167–181.

[8] CARBONE D P, RECK M, PAZ–ARES L, et al. First–Line Nivolumab in Stage IV or Recurrent Non–Small–Cell Lung Cancer[J]. N Engl J Med, 2017,376(25):2415–2426.

[9] CHEN Z PETO R, ZHOU M, et al. China Kadoorie Biobank collaborative, g. Contrasting male and female trends in tobacco–attributed mortality in China: evidence from successive nationwide prospective cohort studies[J]. Lancet, 2015,386(10002):1447–1456.

[10] CRANGANU A, CAMPOREALE J. Nutrition aspects of lung cancer[J]. Nutr Clin Pract, 2009, 24(6): 688–700.

[11] DAVIS K M, KELLY S P, LUTA G, et al. The association of long–term treatment–related side effects with cancer–specific and general quality of life among prostate cancer survivors[J]. Urology, 2014,84(2):300–306.

[12] FREEDMAN O C, ZIMMERMANN C. The role of palliative care in the lung cancer patient: can we improve quality while limiting futile care? [J]. Curr Opin Pulm Med, 2009,15(4):321–326.

[13] GANDHI L, RODRIGUEZ–ABREU D, GADGEEL S, et al. Pembrolizumab plus Chemotherapy in Metastatic Non–Small–Cell Lung Cancer[J]. N Engl J Med, 2018,378(22):2078–2092.

[14] GARON E B, RIZVI N A, HUI R, et al. Pembrolizumab for the treatment of non−small−cell lung cancer[J]. N Engl J Med, 2015,372(21): 2018−2028.

[15] GOLDBOHM R A,VOORRIPS L E. Epidemiology of nutrition and lung cancer[J]. Nestle Nutr Workshop Ser Clin Perform Programme, 2000,4:23−35; discussion 27−35.

[16] GOLDEN E B, APETOH L. Radiotherapy and immunogenic cell death[J]. Semin Radiat Oncol, 2015, 25(1):11−17.

[17] GROSSFELD G D, SMALL E J. Long−term side effects of treatment for testis cancer[J]. Urol Clin North Am, 1998,25(3):503−515.

[18] HECHT S S. Tobacco smoke carcinogens and lung cancer[J]. J Natl Cancer Inst, 1999,91(14): 1194−1210.

[19] HELLMANN M D, CALLAHAN M K, Awad M M, et al. Tumor Mutational Burden and Efficacy of Nivolumab Monotherapy and in Combination with Ipilimumab in Small−Cell Lung Cancer[J]. Cancer Cell, 2018,33(5):853−861 e854.

[20] HELLMANN M D, CIULEANU T E, PLUZANSKI A, et al. Nivolumab plus Ipilimumab in Lung Cancer with a High Tumor Mutational Burden[J]. N Engl J Med, 2018,378(22):2093−2104.

[21] HELLMANN M D, RIZVI N A, GOLDMAN J W, et al. Nivolumab plus ipilimumab as first−line treatment for advanced non−small−cell lung cancer (CheckMate 012): results of an open−label, phase 1, multicohort study[J]. Lancet Oncol, 2017,18(1):31−41.

[22] HERBST R S, BAAS P, KIM D W, et al. Pembrolizumab versus docetaxel for previously treated, PD−L1−positive, advanced non−small−cell lung cancer (KEYNOTE−010): a randomised controlled trial[J]. Lancet, 2016,387(10027):1540−1550.

[23] JIN Y, MA X, CHEN X, et al. Health Research, G. Exposure to indoor air pollution from household energy use in rural China: the interactions of technology, behavior, and knowledge in health risk management[J]. Soc Sci Med, 2006,62(12):3161−3176.

[24] KATAYAMA R, LOVLY C M, SHAW A T. Therapeutic targeting of anaplastic lymphoma kinase in lung cancer: a paradigm for precision cancer medicine[J]. Clin Cancer Res, 2015, 21(10):2227−2235.

[25] KIM C, PRASAD V. Cancer Drugs Approved on the Basis of a Surrogate End Point and Subsequent Overall Survival: An Analysis of 5 Years of US Food and Drug Administration Approvals[J]. JAMA Intern Med, 2015,175(12): 1992−1994.

[26] KISS N. Nutrition support and dietary interventions for patients with lung cancer: current insights[J]. Lung Cancer (Auckl) ,2016,7:1−9.

[27] KISS N, ISENRING E. Nutrition and exercise interventions for patients with lung cancer appear beneficial, but more studies are required[J]. Curr Oncol, 2013,20(4): e281–282.

[28] KISS N K, KRISHNASAMY M, ISENRING E A. The effect of nutrition intervention in lung cancer patients undergoing chemotherapy and/or radiotherapy: a systematic review[J]. Nutr Cancer, 2014,66(1): 47–56.

[29] KRISHNAN V G, EBERT P J, TING J C, et al. Whole–genome sequencing of asian lung cancers: second–hand smoke unlikely to be responsible for higher incidence of lung cancer among Asian never–smokers[J]. Cancer Res, 2014,74(21): 6071–6081.

[30] LAN Q, HSIUNG C A, MATSUO K, et al. Genome–wide association analysis identifies new lung cancer susceptibility loci in never–smoking women in Asia[J]. Nat Genet, 2012,44(12): 1330–1335.

[31] LANGER C J, GADGEEL S M, BORGHAEI H, et al. Carboplatin and pemetrexed with or without pembrolizumab for advanced, non–squamous non–small–cell lung cancer: a randomised, phase 2 cohort of the open–label KEYNOTE–021 study[J]. Lancet Oncol, 2016,17(11): 1497–1508.

[32] LEVIN W P, KOOY H, LOEFFLER J S, et al. Proton beam therapy[J]. Br J Cancer, 2005,93(8): 849–854.

[33] LIU Q, GHOSH P, MAGPAYO N, et al. Lung cancer cell line screen links fanconi anemia/ BRCA pathway defects to increased relative biological effectiveness of proton radiation[J]. Int J Radiat Oncol Biol Phys, 2015, 91(5): 1081–1089.

[34] LIU X, CHO W C. Precision medicine in immune checkpoint blockade therapy for non–small cell lung cancer[J]. Clin Transl Med, 2017, 6(1): 7.

[35] LIU X, WANG P, ZHANG C, et al. Epidermal growth factor receptor (EGFR): A rising star in the era of precision medicine of lung cancer[J]. Oncotarget, 2017,8(30): 50209–50220.

[36] MOK T S, WU Y L, AHN M J, et al. Osimertinib or Platinum–Pemetrexed in EGFR T790M–Positive Lung Cancer[J]. N Engl J Med, 2017,376(7): 629–640.

[37] MOK T S, WU Y L, THONGPRASERT S, et al. Gefitinib or carboplatin–paclitaxel in pulmonary adenocarcinoma[J]. N Engl J Med, 2009,361(10): 947–957.

[38] MU L, LIU L, NIU R, et al. Indoor air pollution and risk of lung cancer among Chinese female non–smokers[J]. Cancer Causes Control, 2013, 24(3): 439–450.

[39] NGUNE I, JIWA M, MCMANUS A, et al. Do patients with long–term side effects of cancer treatment benefit from general practitioner support? A literature review[J]. Int J Integr Care, 2015,15, e023.

[40] PARK S, PARK S, LEE S H, et al. Nutritional status in the era of target therapy: poor nutrition is a prognostic factor in non−small cell lung cancer with activating epidermal growth factor receptor mutations[J]. Korean J Intern Med, 2016,31(6): 1140−1149.

[41] PAYNE C, LARKIN P J, MCILFATRICK S, et al. Exercise and nutrition interventions in advanced lung cancer: a systematic review[J]. Curr Oncol, 2013,20(4): e321−337.

[42] PIRKER R, FILIPITS M. Alectinib in RET−rearranged non−small cell lung cancer−Another progress in precision medicine? [J]. Transl Lung Cancer Res, 2015,4(6): 797−800.

[43] PLANCHARD D, BESSE B, GROEN H J M, et al. Dabrafenib plus trametinib in patients with previously treated BRAF(V600E)−mutant metastatic non−small cell lung cancer: an open−label, multicentre phase 2 trial[J]. Lancet Oncol, 2016,17(7): 984−993.

[44] POLITI K, HERBST R S. Lung cancer in the era of precision medicine[J]. Clin Cancer Res, 2015,21(10): 2213−2220.

[45] POSTOW M A, CALLAHAN M K, BARKER C A, et al. Immunologic correlates of the abscopal effect in a patient with melanoma[J]. N Engl J Med, 2012,366(10): 925−931.

[46] RECK M, RODRIGUEZ−ABREU D, ROBINSON A G, et al. Pembrolizumab versus Chemotherapy for PD−L1−Positive Non−Small−Cell Lung Cancer[J]. N Engl J Med, 2016,375(19): 1823−1833.

[47] RICCIUTI B, DE GIGLIO A, MECCA C, et al. Precision medicine against ALK−positive non−small cell lung cancer: beyond crizotinib[J]. Med Oncol, 2018,35(5): 72.

[48] RIDKER P M, MACFADYEN J G, THUREN T, et al. Effect of interleukin−1beta inhibition with canakinumab on incident lung cancer in patients with atherosclerosis: exploratory results from a randomised, double−blind, placebo−controlled trial[J]. Lancet, 2017,390(10105): 1833−1842.

[49] ROMERO D. Lung cancer: First−in−man phase I trial with lorlatinib[J]. Nat Rev Clin Oncol, 2018, 15(1): 7.

[50] SAPKOTA A, ZARIDZE D, SZESZENIA−DABROWSKA N, et al. Indoor air pollution from solid fuels and risk of upper aerodigestive tract cancers in central and eastern Europe[J]. Environ Res, 2013,120: 90−95.

[51] SCHADENDORF D, HODI F S, ROBERT C, et al. Pooled Analysis of Long−Term Survival Data From Phase Ⅱ and Phase Ⅲ Trials of Ipilimumab in Unresectable or Metastatic Melanoma[J]. J Clin Oncol, 2015,33(17): 1889−1894.

[52] SHARMA P, HU−LIESKOVAN S, WARGO J A, et al. Primary, Adaptive, and Acquired Resistance to Cancer Immunotherapy[J]. Cell, 2017,168(4): 707−723.

[53] SHAVERDIAN N, LISBERG A E, BORNAZYAN K, et al. Previous radiotherapy and the clinical activity and toxicity of pembrolizumab in the treatment of non−small−cell lung cancer: a secondary analysis of the KEYNOTE−001 phase 1 trial[J]. Lancet Oncol, 2017,18(7): 895−903.

[54] SHAW A T, FELIP E, BAUER T M, et al. Lorlatinib in non−small−cell lung cancer with ALK or ROS1 rearrangement: an international, multicentre, open−label, single−arm first−in−man phase 1 trial[J]. Lancet Oncol, 2017,18(12): 1590−1599.

[55] SHAW A T, FRIBOULET L, LESHCHINER I, et al. Resensitization to Crizotinib by the Lorlatinib ALK Resistance Mutation L1198F[J]. N Engl J Med, 2016,374(1): 54−61.

[56] SMIT E F, HAANEN J. Pembrolizumab in Small−Cell Lung Cancer: In Search of the Best Biomarker[J]. J Clin Oncol, 2017,35(34): 3794−3795.

[57] SORSCHER S. 2017. Pembrolizumab in Non−Small−Cell Lung Cancer[J]. N Engl J Med, 376(10): 996−997.

[58] SUN S, SCHILLER J H, GAZDAR A F. Lung cancer in never smokers—a different disease[J]. Nat Rev Cancer, 2007, 7(10): 778−790.

[59] TAKAYAMA K, ATAGI S, IMAMURA F, et al. Quality of life and survival survey of cancer cachexia in advanced non−small cell lung cancer patients−Japan nutrition and QOL survey in patients with advanced non−small cell lung cancer study[J]. Support Care Cancer, 2016, 24(8): 3473−3480.

[60] THUN M J, HANNAN L M, ADAMS−CAMPBELL L L, et al. Lung cancer occurrence in never−smokers: an analysis of 13 cohorts and 22 cancer registry studies[J]. PLoS Med, 2008,5(9): e185.

[61] VARGAS A J, HARRIS C C. Biomarker development in the precision medicine era: lung cancer as a case study[J]. Nat Rev Cancer, 2016,16(8): 525−537.

[62] VOKES E E, READY N, FELIP E, et al. Nivolumab versus docetaxel in previously treated advanced non−small−cell lung cancer (CheckMate 017 and CheckMate 057): 3−year update and outcomes in patients with liver metastases[J]. Ann Oncol, 2018,29(4): 959−965.

[63] VON PLESSEN C, ASLAKSEN A. Improving the quality of palliative care for ambulatory patients with lung cancer[J]. BMJ, 2005, 330(7503): 1309−1313.

[64] WAKELEE H A, CHANG E T, GOMEZ S L, et al. Lung cancer incidence in never smokers[J]. J Clin Oncol, 2007,25(5): 472−478.

[65] WAQAR S N, MORGENSZTERN D. Precision medicine in lung cancer: the battle continues[J]. J Thorac Dis, 2016, 8(11): 2991−2993.

[66] WERSALL P J, BLOMGREN H, PISA P, et al. Regression of non-irradiated metastases after extracranial stereotactic radiotherapy in metastatic renal cell carcinoma[J]. Acta Oncol, 2006,45(4): 493-497.

[67] ZHUANG H, MA Y, WANG L, et al. Effect of early palliative care on quality of life in patients with non-small-cell lung cancer[J]. Curr Oncol, 2018, 25(1): e54-e58.

[68] ZIEGLER R G, MAYNE S T, SWANSON C A. Nutrition and lung cancer[J]. Cancer Causes Control, 1996,7(1): 157-177.

[69] CRISPO A, BRENNAN P, JÖCKEL K H,et al.The cumulative risk of lung cancer among current, ex- and never-smokers in European men[J]. Br J Cancer. 2004, 91(7): 1280 - 1286.

[70] BRENNAN P, CRISPO A, ZARIDZE D ,et al.High Cumulative Risk of Lung Cancer Death among Smokers and Nonsmokers in Central and Eastern Europe[J]. Am J Epidemiol, 2006,164(12):1233-1241.

致　谢

感谢所有参与本书制作的人

熊　元　时　珍　孙凌霞　肖丹华　张洪涛　张玉蛟　傅之光　庞　旻　赵　翔　苏　尚
李丽萍　张希梅　苗秋丽　王维达　郑兴国　史静雯　刘平阳　应　剑　马德亮　李林青
周夏莹　李　旻　刘　琳　秦　艳　菲　莉　陈　浪　杨运波